Gerhard Spitzer

# WARUM ZAPPELT PHILIPP?

UEBERREUTER

Das säurefreie und alterungsbeständige Papier EOS liefert Salzer, St. Pölten
(hergestellt aus chlorfrei gebleichtem Zellstoff aus nachhaltiger Forstwirtschaft).

ISBN 978-3-8000-7466-2
Covergestaltung: Martin Gubo, Wien
Copyright © 2010 by Verlag Carl Ueberreuter, Wien
Gedruckt in Österreich
7 6 5 4 3 2

Ueberreuter im Internet: www.ueberreuter.at

# Inhalt

*Liebe Eltern von hyperaktiven, unkonzentrierten oder bloß zuweilen als »zappelig« wahrgenommenen Kindern!*

*Liebe Partnerinnen, liebe Partner von »ebensolchen«!*

*Liebe Pädagoginnen, liebe Pädagogen in der in- und außerschulischen Jugendarbeit!*

# EINE EINLEITUNG ...

... wie sonst wohl üblich, soll es in diesem Buch gar nicht geben. Anstelle einer solchen erlaube ich mir allerdings gleich jetzt, ungeduldig wie ich nun mal bin, eine

# VORSTELLUNGSRUNDE

*Darf ich also höflich vorstellen?*

Gestatten?
**Philipp!**

Er ist der imaginäre Star meines nunmehr dritten *Ratgebers der entspannten Art* und somit immerhin Titelheld dieser hoffentlich spannenden Story um das derzeit meistbeachtete, am häufigsten kontrovers diskutierte und damit wohl berühmteste kindliche Störungsbild. Hohe Beachtung verdient das Thema allein schon deshalb, weil Zappelphilipps besonderes Persönlichkeitsbild nicht nur Kindern das Leben schwer machen kann, sondern eben auch Erwachsenen. Und das nicht nur bei der Aufgabe als Eltern oder Partner, sondern auch wenn sie selbst betroffen sind ...
Philipp hat diese wichtige Rolle nicht nur im vorliegenden Buch inne: Der kleine hyperaktive Held verdankt seine Berühmtheit schon dem Arzt Dr. Heinrich Hoffmann und dessen Idee, für seinen damals vierjährigen Sohn Carl ein Kinderbuch mit erzieherisch hochwirksamen Anliegen zu schreiben. Hoffmanns Zeichnungen und Geschichten von den Dingen, die Kinder lieber *nicht tun* sollten, haben die Geburtsstunde des »Zappelphilipp« eingeläutet. 1845 ist also das weltberühmte Buch, in dem Freund Philipp seinen ersten hyperaktiven Auftritt hat, zunächst unter dem Pseudonym *Reimerich Kinderlieb* mit dem Arbeitstitel »*Drollige Geschichten und lustige Bilder für Kinder von 3–6 Jahren*«, erstmals erschienen. Ob es wirklich so kinderlieb war, sei dahingestellt ...
Allerdings hat es zur Zeit der Entstehung des Buches »*Der Struwwelpeter*«, Mitte des 19. Jahrhunderts, vollkommen andere erzieherische Ansätze

gegeben, die heute allenthalben Kopfschütteln hervorrufen: Abschreckung, Autoritätsbewusstsein, Angststeuerung, drohend erhobene Zeigefinger. So ist Hoffmanns Buch auch zu verstehen: aus dem Blickwinkel einer ganz anderen Zeit ...

Es fällt auf, dass in diesem Werk vor allem dem Zappelphilipp und seinen Verhaltensoriginalitäten in mehreren Kapiteln – wenn auch unter verschiedenen Namen, wie zum Beispiel »Hans guck in die Luft« – großes Augenmerk zukommt. Offenbar hat Hoffmann hier ein gerüttelt Maß an eigener Erfahrung mit seinem Sohn einfließen lassen, vielleicht war der Sohn so ein kleiner Zappelphilipp, der bei Erscheinen des Buches in der Version, wie wir sie heute kennen, im Jahre 1858 immerhin schon 18 Jahre alt war.

## Zappelphilipp forever

Ob nun authentische Erfahrungen des Autors zugrunde gelegen haben oder nicht: Fest steht, dass sich zumindest der Begriff »Zappelphilipp« in Verbindung mit so mancher spezifischer Verhaltensoriginalität jener Kinder, die im »*Struwwelpeter*« vorkommen, erhalten hat.

Mit »spezifischer Verhaltensoriginalität« meine ich jene Symptomatik rund um Hyperaktivität und verkürzte Aufmerksamkeitsspanne, die wir heute als **Aufmerksamkeits-Defizit-Hyperaktivitäts-Syndrom oder als ADHS** kennen, dem Thema von »*Warum zappelt Philipp?*«. **ADS**, jene Erscheinungsform *ohne* die Komponente der nur allzu deutlich *sichtbaren* Hyperaktivität, wird jedoch selbstverständlich nicht ausgeklammert, sondern ebenso in vielen Fallvorstellungen und Beschreibungen ihren Platz finden.

Für die meisten Menschen ist ADHS immer noch untrennbar mit dem »*Zappelphilipp-Syndrom*« verbunden. Meiner Meinung nach wird das im deutschen Sprachraum, vor allem dank meines kleinen, hartnäckigen, aber offensichtlich ziemlich charismatischen Freundes Philipp auch noch lange so bleiben.

Er scheint einfach zu *passen*, dieser wahrscheinlich peppige Begriff. Verwenden wir ihn also doch in diesem Buch ebenfalls weiter, auch wenn er niemals zu der Kategorie »Fachbezeichnungen« gehört hat.


## Weitere Mitwirkende

Gestatten Sie mir, Ihnen jetzt noch einen weiteren Protagonisten vorzustellen?
**Mich selbst!**

Ungewöhnlich sicherlich, aber wahrscheinlich unerlässlich, dass der Autor eines Sachbuches selbst eine kleine, aber – wie ich meine – nicht unerhebliche Rolle in seinem eigenen Werk übernehmen muss.
Aber Sie werden meine Beweggründe hierfür gleich verstehen, wenn ich mich daran mache, Philipps und meine eigenen Persönlichkeitsmerkmale miteinander zu vergleichen und mich anschließend vor aller Welt zu outen. Womit wir übrigens schon mitten im Thema wären.


## Zwei Jungs, ein Schicksal?

Wir sind schon zwei ganz besondere Typen, der kleine Zappelphilipp und ich. Natürlich sind wir ziemlich verschiedene Persönlichkeiten, nicht nur, was das Alter betrifft, sondern auch bezüglich Philipps Eigenheit, in millionenfachen Bilddarstellungen und dennoch bloß einer einzigen Geschichte, die man in vielen Ländern der Welt kennt, andauernd rückwärts vom Stuhl zu kippen und dabei »voll besetzte« Tischtücher mit sich zu reißen.
Mir ist das jedenfalls nicht passiert, noch nicht. Das heißt: Das mit der Tischdecke ist mir bisher noch nicht passiert, das mit dem Stuhl schon ...
Aber es wird sich noch zeigen, welche verblüffenden Ähnlichkeiten uns verbinden. Uns, und darüber hinaus unzählige andere Kinder und Erwachsene weltweit.
Vielleicht sind aber auch Menschen in Ihrem persönlichen Umfeld, in Ihrem Freundeskreis, Ihrer Familie durch diese Ähnlichkeiten mit uns verbunden?
Eine erste Ähnlichkeit zwischen Philipp und mir besteht darin, dass wir beide vielen Lesern nicht unbekannt sind: er als Held so mancher mah-

nender Geschichte, ich als Autor von Büchern über den Umgang mit Kindern.

Beide werden wir unser mittlerweile gewonnenes Image wohl nicht mehr los – obwohl ich ziemlich sicher bin, dass dem kleinen Philipp dieses Dauerimage als »unerträgliches Kind« gar nicht so gut gefallen hätte. Ich für meinen Teil mag allerdings mein Image als Autor entspannender Erziehungsansätze schon recht gut leiden.

### Zappelphilipp? »*Angenehm. Gleichfalls!*« Ein Outing.

»*Ach, wie gut es Philipp doch hat*«, denke ich manchmal heimlich, »*der Junge wird nun schon seit Jahrzehnten um keinen Tag älter. Deshalb zappelt er auch immer noch hyperaktiv wie eh und je durch so manches Kinderzimmer.*« Wie damals durch mein eigenes. Seit jenen Tagen, da ich meinen ersten »*Struwwelpeter*« in den Händen gehalten habe, begleitet er mich, damals in meinem Kinderbuch, heute in meinem Sinn.

Sicherlich mehr als hundert Mal werde ich den »*Struwwelpeter*« damals wohl gelesen haben. Daraus muss jene lebenslange Freundschaft entstanden sein. Damals habe ich natürlich noch keine Ahnung gehabt, dass Philipp und ich einander später einmal viel näher sein würden, als bloße »Lese-Freunde« es sein können.

Damit habe ich auch schon die notwendige Überleitung zu mir selbst wohl gefunden. Tatsächlich scheint mir mein folgendes Outing unumgänglich, weil ich es als meine Pflicht sowohl als Pädagoge wie auch als Autor ansehe, Ihnen, liebe Leser, die Wahrheit nicht nur über meinen Hauptdarsteller und darüber hinaus natürlich noch über viele andere Betroffene, sondern auch über mich selbst zu erzählen.

> *Wer den Weg der Wahrheit geht, stolpert nicht.*
> Mahatma Gandhi

Als Grund mag möglicherweise ein Begriff genügen, dem im Umgang mit Kindern besondere Bedeutung zukommt: **Authentizität**, d. h. Wahrhaftigkeit, Glaubwürdigkeit.

Deshalb möchte ich hier geradeheraus klarstellen, dass ich selbst ein

Zappelphilipp bin, mit allem, was dazugehört. Auf unseren kleinen Helden aus dem »*Struwwelpeter*« und mich passt somit der gleiche Terminus.

Für mich und die bisher von mir konsultierten Mediziner steht es jedenfalls fest: Mit Jungs wie Philipp verbinden mich nicht nur Zappeligkeit, Leidensdruck und ein wahrscheinlich ganz ähnliches Verhaltensmuster, sondern auch die Diagnose: ADHS.

*Das Große ist nicht, dies oder das zu sein, sondern man selbst zu sein.*
Søren Kierkegaard

**Beruhigende Gewissheit**
Damit haben Sie, liebe Leser, die vielleicht beruhigende Gewissheit: Es liegt Ihnen hier ein erzieherischer Ratgeber oder »Verhaltenstrainer« vor, der von jemandem geschrieben worden ist, der sein Leben lang selber erfahren hat, was es heißt, ein Zappelphilipp zu sein. Jemand, der in seiner Kindheit und Jugend mit den Schwierigkeiten konfrontiert worden ist, die mit dem Phänomen ADHS untrennbar verbunden sind. Aber auch jemand, der mit all den erstaunlichen Potenzialen gesegnet ist, die ebenfalls ihren Ursprung in dieser komplexen Symptomatik haben dürften. Diese positiven Eigenschaften und Fähigkeiten werden wir in »*Warum zappelt Philipp?*« nämlich ganz besonders unter die Lupe nehmen.

Was mir in meinem ersten Buch, »*Entspannt erziehen*«, noch nicht so leicht gefallen ist, tue ich hier nun umso leichteren Herzens: Ich bekenne mich offen zu meinem Leben mit ADHS und gleichermaßen zu allen meinen damit verbundenen Schwächen, und natürlich auch zu meinen Stärken.
Meine Offenheit wird Ihnen, liebe Eltern von ADHS-betroffenen Kindern, hoffentlich helfen, Vertrauen zu gewinnen. Tipps und Hilfen für den Umgang mit den eigenen Kindern nimmt man, wie ich sehr gut weiß, schließlich nur von jemandem an, dem man vertrauen kann.

*Vertrauen ist ein Geschenk, das wir gerne in Kauf nehmen sollten.*
Ernst Ferstl

Vielleicht fühlt sich ja auch mancher Jugendliche oder Erwachsene von meinen authentischen Berichten und Schlussfolgerungen angesprochen

und denkt schließlich: »*Habe ich das nicht selbst auch? Erzählt er da gerade nicht auch meine Lebensgeschichte?*«
Eine mögliche Initialzündung, wer weiß?

## Aus eigenem Blickwinkel

Ich traue mich also, Ihnen in diesem Buch ohne Beschönigungen etwas über mich selbst zu erzählen, das meine eigene Erfahrung mit ADHS betrifft. Aber Sie werden natürlich vor allem etwas über die Schicksale und Erlebnisse von betroffenen Kindern und Jugendlichen erfahren.

Im Zuge der Arbeit an diesem Buch hat es mir besondere Freude bereitet, nicht nur meine vielen jungen Klienten und deren Eltern in ihrem Tun hinterfragen zu können, sondern ganz und gar schonungslos auch mich selbst.

Deshalb freue ich mich nun darauf, mit Ihnen gemeinsam der Beantwortung jener Frage nachgehen zu können, die uns im Zusammenhang mit ADHS wohl am meisten interessiert:

*Warum zappelt Philipp denn nun eigentlich?*


*Ihr*
*Gerhard Spitzer*

# VORINFORMATION
## Was ich will, was Sie erwartet

Da Zappelphilipp, Sie und ich nun miteinander bekannt sind, vielleicht sogar bald Freunde werden, können wir ja vertrauensvoll miteinander ein kleines Stück des Weges durch dick und dünn gehen.
Ohnehin gibt es für diese neue Freundschaft sogleich eine erste Bewährungsprobe.

### Das etwas andere Buch über ADHS
»Warum zappelt Philipp?« ist nämlich kein Fach- oder gar Lehrbuch, wie es manche vielleicht erwarten. Es ist allenfalls ein *lehrreiches* Buch. Es enthält nur wenige akademische Fachausdrücke und noch weniger exakt zitierte wissenschaftliche Erkenntnisse. Vielmehr wird es manch aktuelle Sichtweise und These hinterfragen und will Mut machen, Dinge neu zu beleuchten.

> *Man entdeckt keine neuen Erdteile, ohne den Mut zu haben,*
> *alte Küsten aus den Augen zu verlieren.*
> André Gide

Dieses Buch ist also, wie meine Leser es wohl erwarten können, ein etwas anderes als jene unzähligen Fachbücher zum Thema ADHS, die erschienen sind und weiterhin erscheinen.

»Warum zappelt Philipp?« ist vor allem ein einfühlsamer Ratgeber und praxisnaher Verhaltenstrainer für ein tieferes Verständnis der Sichtweise von Betroffenen und für einen entspannteren Umgang mit dem Phänomen ADHS.

Das heißt jedoch keinesfalls, dass sich mein Freund Philipp und ich nicht auch an den neuesten Erkenntnissen über ADHS orientieren. Der aktuelle Wissensstand ist natürlich in alle Fallbeispiele, Analysen und in die meisten meiner eigenen Theorien eingeflossen. Aber unsere Tipps und besonderen Lösungsansätze möchten wir doch lieber aus der Sicht von persönlich Betroffenen vorgeschlagen wissen. Denn das ist ja schließlich auch unsere eigene Sicht ...

**Theoretisch gefragt, praktisch geantwortet**
Ich glaube übrigens fest daran, dass die Antwort auf die Frage, warum Philipp zappelt, nicht nur in der Analyse seines Verhaltens, sondern vor allem in unserem tieferen Verständnis verborgen liegt, wie Zappelphilipp die Welt um sich herum wahrnimmt und wie er sich dabei fühlt. Ein großes Lösungs- und damit Entspannungspotenzial liegt insbesondere im Begreifen und Verstehen unseres eigenen Verhaltens als Eltern.

Ich halte mich darum konsequent an authentische Fälle und leite aus ihnen leicht verständliche und gut nachvollziehbare Verhaltenstipps ab, die Sie im täglichen Zusammenleben mit Ihrem Kind oder auch Partner mit ADHS sofort und erfolgreich anwenden können.

> *Es ist nicht genug, zu wissen, man muss auch anwenden.*
> *Es ist nicht genug, zu wollen, man muss auch tun.*
> Johann Wolfgang von Goethe

In erster Linie also mit dem Blick auf das praktische Leben mit ADHS, in zweiter Linie mit »gesundem Hausverstand« wagen wir uns gemeinsam an neue Perspektiven, die meines Wissens zum Thema ADHS in dieser Art noch in keinem Buch zu finden sind.

So werden wir uns intensiv der Frage widmen, welche verstärkenden oder auslösenden Einflüsse wir als Eltern auf die spezifischen Symptome eines Kindes mit ADHS haben können und ob diese nicht doch viel einflussreicher sind, als wir das bisher vielleicht angenommen haben.

Ein umfangreicher Teil dieses Buches beschäftigt sich mit positiven Betrachtungsweisen wie dem Erkennen und Einsetzen der schon erwähnten erstaunlichen Potenziale und Fähigkeiten von ADHS-Betroffenen, aber auch mit der Erkenntnis, dass Eltern durch positivere Zugänge ihrem Kind mehr Hilfestellung geben können, als sie bislang für möglich gehalten haben.

**Das Schicksal selbst in die Hand nehmen**
Wie viel Sie helfen können, versuche ich Ihnen sowohl mit der Vorstellung wirksamer erzieherischer Tipps und Tools näherzubringen, als auch mit einfachen, aber durchaus therapeutisch wirksamen Maßnahmen,

die Sie täglich ohne weitere Vorkenntnisse daheim anwenden können. Der möglicherweise bestehende Leidensdruck beim Zusammenleben mit Ihrem ADHS-Kind kann sich bei konsequenter Anwendung der vorgestellten Tools, auch wenn Sie nur wenige davon ausgewählt haben, bald deutlich verringern.

Um es auf den Punkt zu bringen: In der Hauptsache werden wir uns also nicht mit den Gegebenheiten bezüglich ADHS beschäftigen, die wir ohnehin nicht ändern können (wie zum Beispiel genetische Veranlagung), sondern mit den Verhaltensoriginalitäten, deren Veränderung wir selbst in die Hand nehmen können. Dies fällt umso leichter, wenn wir Auslöser und Verstärker für manch ein »Fehlverhalten« besser verstehen.

Wie leicht sich manche Veränderungen tatsächlich in die Wege leiten lassen, sobald Eltern den Blickwinkel ihres betroffenen Kindes einnehmen, werden Sie erkennen, wenn Sie »**Zappelphilipps Top-Tipps**« lesen. Dort zeigt Philipp uns aus erster Hand, wie Eltern, und zuweilen auch Partner, entspannter mit speziellen Phänomenen und Verhaltensweisen umgehen können, aber auch, was sie bisher vielleicht nicht ganz so entspannt hinbekommen haben.
Philipp hofft übrigens, dass seine persönliche Sammlung von »Top-Tipps« und »Flops« im Umgang mit ihm bald Kultstatus im Kontext von ADHS haben wird.

Schaffen wir also trotz des Leidensdrucks, den ADHS sicher für jeden Beteiligten mit sich bringt, doch mutig ein wenig mehr Platz, nicht nur für den entspannteren Umgang, sondern auch für zutiefst entspannte Betrachtungsweisen und geben dem Leben mit ADHS mehr Raum für Leichtigkeit und Heiterkeit.

*Du, Philipp? Hast du jetzt auch gerade ein erleichtertes Aufatmen gehört?*

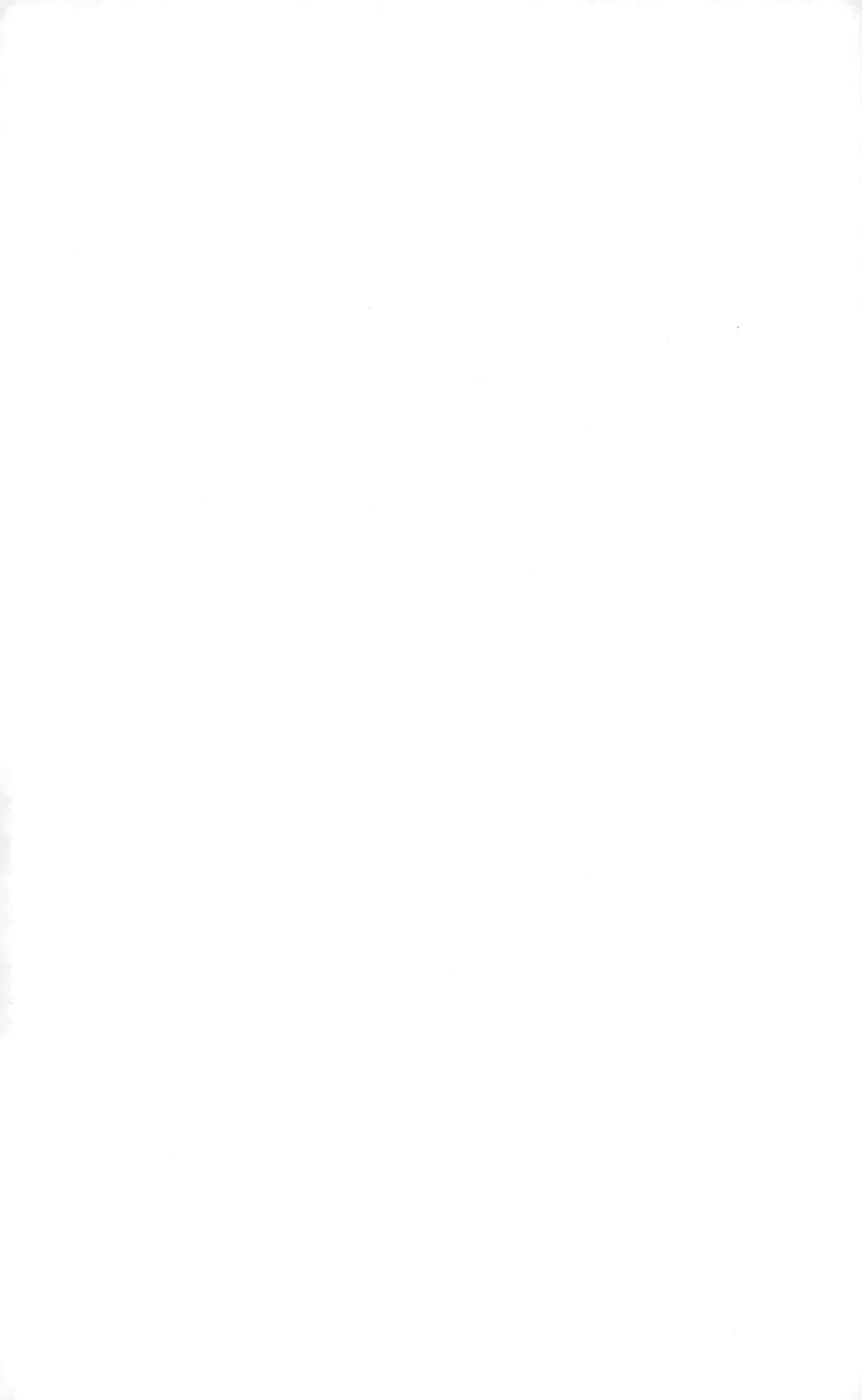

# TEIL 1

## Zappelphilipps »Erlebenswelt« – Wie ihr unser Innenleben leichter nachempfinden könnt

Vor Jahren hat es die verzweifelte Mutter eines ziemlich ausgeprägt von ADHS betroffenen elfjährigen Jungen in meiner Beratungspraxis so formuliert: »Ich weiß *nicht*, ob ich *meinem* Sohn *auf* die *richtige* Art und *Weise* helfen *kann*, solange ich nicht *zutiefst* verstehe, wie er sich *eigentlich* wirklich fühlt.«

Seit damals haben viele Menschen diesen Wunsch in ähnlicher Form an mich herangetragen. Dieses offenbar weitverbreitete Bedürfnis zu befriedigen, ist mir ein großes Anliegen.
Dazu möchte ich Sie, liebe Leser, auf eine spannende Reise in unsere Welt der besonderen Wahrnehmung mitnehmen.
Doch können wir auf dieser Reise nur an einzelnen markanten Punkten haltmachen.
Alle Aspekte eines so komplexen Phänomens wie ADHS zu erläutern, würde den Umfang eines Buches sprengen.

Nun sollen Sie, liebe Leser, jedenfalls erstmals Gelegenheit bekommen, Zappelphilipps Welt zu erspüren. Deshalb kommt Philipp, unser Titelheld, auch gleich selbst zu Wort. Er weiß schließlich am besten, wie wir uns fühlen.

Könnte Philipp Sie nun höchstpersönlich einladen, würde er auf seine schelmische Art sagen: »Willkommen auf meinem Planeten!«

*Das Glück besteht darin, zu leben wie alle Welt und doch wie kein anderer zu sein.*
Simone de Beauvoir

# WIE WIR UNS FÜHLEN PART 1
## Von Einschätzungen und Anerkennungen

### Wenn wir »anders« wahrgenommen werden

Die oft ganz besondere Ausstrahlung und das Verhalten von uns ADHS-betroffenen Menschen, vor allem von »schwierigen« Kindern, erzeugt bei jeder Person, die im Alltag mit uns zu tun hat, auch jeweils eine »ganz besondere« Wahrnehmung. Warum auch nicht? Das ist ja in jeder anderen, normalen zwischenmenschlichen Situation auch so: Jeder Mensch nimmt schließlich sein Gegenüber mit ganz persönlichen Empfindungen wahr.

*Wir* scheinen allerdings eine geradezu überdeutliche Wahrnehmung von »Anders-Sein« auszulösen.

Auch noch nichts, das besonders erwähnenswert wäre. Schließlich fühlen wir ADHS-Betroffenen uns ohnehin in Gesellschaft andauernd »ein wenig anders«.

Doch keiner von uns *will* in Wirklichkeit *anders* sein. Besonders Kinder und Jugendliche, sobald sie in einer angesagten Gruppe von Gleichaltrigen, der sogenannten Peer Group, sind. Außenseiter zu sein, wäre also »absolut böses Ju-Ju«, wie der schelmische Philipp es wohl bezeichnen würde. Ein afrikanischer Ausdruck übrigens für so etwas wie ein »schlechtes Vorzeichen«.

Deshalb glaube ich auch, dass vor allem Jugendliche und Kinder mit ADHS oft lieber nicht darüber sprechen, dass sie sich eben »anders« fühlen.

> *Die Dinge sind nicht so, wie sie zu sein scheinen.*
> *Aber anders sind sie auch nicht.*
> Chinesische Weisheit

Welche Zweifel betroffene Kinder in diesem Zusammenhang oft quälen, verraten die folgenden Zitate:

*»Spüren es eigentlich alle anderen jedes Mal sofort, dass ich mich ganz anders fühle und offenbar auch anders verhalte?«*

*»Fällt den anderen meine Anstrengung eigentlich auf, die ich manchmal leiste, um mein Anders-Sein zu verbergen?«*

*»Könnten die anderen vielleicht besser damit umgehen, wenn ich mich nicht jedes Mal verstellen muss?«*
*»Vielleicht wäre es am besten, wenn ich allen immer gleich von Anfang an sage, dass ich ADHS habe?«*

Die Kids und Jugendlichen, die ich hier zitiert habe, waren übrigens zwischen 10 und 19 Jahren alt.
*Philipp möchte allerdings nicht, dass ich Ihnen verrate, welche Frage zu welchem Alter gehört ... Na gut, er ist hier der Boss.*

**Aus meiner Sicht:**

Solche Zweifel bleiben allerdings nicht auf die Jugend eines ADHS-Betroffenen beschränkt: Ich selbst stelle mir Fragen wie diese schon mein ganzes Leben lang.

Immer wieder muss ich auch heute noch darüber nachdenken, ob mein Mut, mich nicht mehr zu verstellen und jedermann von meinem ADHS zu erzählen, eigentlich »gutes Ju-Ju« für mich bedeutet. Dabei beschäftigt mich vor allem, wie die anderen auf mein Outing wohl reagieren mögen: *»Wenn meine Umgebung ganz anders reagiert, als ich es erwartet habe, was dann?«*

**Fehleinschätzung oder Abwertung?**

Jeder Mensch mit einem körperlichen oder mentalen Defizit, sei es auch noch so klein, wünscht sich sicherlich, einerseits zwar *ganz normal*, andererseits aber auch *wertschätzend* behandelt zu werden. Jeder Betroffene ist also in Bezug auf sein eigenes Defizit besonders sensibilisiert. Oft kann deswegen schon manch unbedachte Äußerung aus dem Umfeld des Betroffenen ziemlich verletzend sein, das ist nachvollziehbar und ganz menschlich. Nachdem aber eine »unbedeutende Äußerung« die *mehrfach sensibilisierten Gemüter* von Menschen mit ADHS aber noch viel stärker verletzen kann, möchte ich bestimmte Bemerkungen, die wir im Alltag zu hören bekommen, ein wenig mehr ins Bewusstsein rücken.

Raten Sie mal, welchen Begriff wir am häufigsten von anderen hören, wenn unser Leben mit ADHS zur Sprache kommt.
Denken Sie vielleicht, es sei das Wort »Krankheit«? Oder dass man uns in den meisten Fällen bedauert: *»Arme Betroffene«*? Oder dass man uns gar beglückwünscht: *»Gratulation zu deiner Diagnose«*?

Dann haben Sie leider jedes Mal falsch geraten ...

Meiner bisherigen Wahrnehmung nach ist das stärkste Empfinden vieler Mitmenschen wie auch ihre häufigste Reaktion im Kontext von ADHS der Begriff »Ausrede«:
*»Tolle Ausrede für deine Schlamperei!«*
*»Na endlich hat sie eine Ausrede dafür gefunden, dass ihre Tochter andauernd die Schulsachen vergisst!«*
*»Können Sie sich nicht eine andere Ausrede dafür einfallen lassen, dass Ihr Kind so schlimm ist?«*
Besonders schmerzhaft empfinde ich persönlich Sätze dieser Art:
*»Jetzt red dich doch nicht auf dein ADHS aus, das war ganz allein deine Schuld!«*

Reaktionen wie diese sind wohl der Grund dafür, dass Eltern nicht gern über das ADHS ihrer Kinder reden. Betroffene Jugendliche und Erwachsene tun es natürlich noch viel weniger gern. Es kränkt, schmerzt und verunsichert zutiefst, wenn ein schon lang anhaltender Leidensdruck mit klarer Diagnose doch bloß als »Ausrede« gesehen wird. Bevor man so etwas von Freunden, Bekannten, Kollegen oder, noch schlimmer, von der Familie zu hören bekommt, sagt man halt lieber gar nichts.

> *Wenn wir keine Fehler hätten, würden wir sie nicht mit so großem Vergnügen Fehler bei anderen entdecken.*
> François Duc de La Rochefoucauld

**Aus meiner Sicht:**

Mein persönliches Highlight unter den »Ausrede«-Sätzen möchte ich Ihnen nicht vorenthalten: *»Also das, was du mir da erzählst, passiert mir doch selbst auch andauernd. Das ist doch ganz normal, ich verwende es aber nicht als Ausrede!«*

Tut mir leid, Leute, aber Bemerkungen wie diese machen mich mittlerweile ziemlich wütend!

> *Wut ist oft Voraussetzung für Mut.*
> Thomas von Aquin

Aber ich habe ja schließlich eine »Ausrede« für meine unangemessen impulsiven Reaktionen. Genau genommen sind es gleich
*vier* Ausreden: A.D.H.S.

*Ist Sarkasmus eigentlich auch* ... Nein – *dafür* gibt es nun wirklich
keine Entschuldigung!

Dass die Unterstellung, ADHS sei bloß eine Ausrede, absolut nicht die
einzige schmerzhafte Fehleinschätzung ist, die uns im Alltag begegnet,
möchte ich Ihnen auch vor Augen führen.

**Wenn es schmerzhaft wird ...**

Fehleinschätzungen, die den eigenen Charakter betreffen, sind wohl für
jeden Menschen schmerzhafter, als wenn es nur um Äußerlichkeiten
geht. Bei uns ADHS-Betroffenen gibt es jedoch eine ganz besondere Ver-
letzlichkeit.

▶▶ **Fälle 1 und 2: Charaktersache**
Der neunjährige David ist gekränkt darüber, dass man ihn verwechselt hat.
Nicht ihn als Person, sondern sein *Verhalten* ist offenbar verwechselt
worden: nämlich mit dem eines *absolut unwilligen* Kindes, und leider
offenbar nicht zum ersten Mal. Nur diesmal ausgerechnet von seinem Lieblingslehrer, dessen aufgebrachte Äußerung den sensiblen
Jungen ziemlich schwer getroffen hat: »*David, du könntest viel mehr,
aber du willst ja offensichtlich gar nicht!*« Der Lehrer kennt zwar Davids
Diagnose ADHS, doch in einer Mitteilung an die Eltern formuliert er
dennoch seine Einschätzung so: »*Ihr Sohn ist leider ebenso unwillig wie
unkooperativ und damit für diese Klasse untragbar.*«

Die sechzehnjährige Michaela hat auf einen fix ausgemachten Vorberei-
tungstermin mit ihren Mitschülerinnen schon wieder vergessen.
Ihre Freundinnen haben sie schon als ziemliche Chaotin kennen gelernt:
Ihr Arbeitsplatz, das Bankfach, vor allem der Inhalt ihres Rucksacks befinden sich in einem Dauerchaos. Ihre Unorganisiertheit auch in Bezug
auf ihr Zeitgefühl kennen also alle, genauso wie die Diagnose, ADS, mit

der Michaela ihre engsten Freundinnen auf Anraten eines Psychagogen schon vor längerer Zeit konfrontiert hat. Dennoch hat Lilly, ihre angeblich beste Freundin, sie wegen des vergessenen Termins als »äußerst charakterschwach« bezeichnet. Besonders schlimm ist für Michaela die Tatsache, dass Lilly ihr diese Meinung nicht persönlich gesagt hat, Michaela hat es um zwei Ecken herum erfahren. Das tut weh!

Beurteilungen wie »Unwilligkeit« und »Charakterschwäche« sind nur zwei Beispiele von sich oft wiederholenden, durchwegs tief verletzenden Äußerungen, auch im Umfeld von betroffenen Erwachsenen. Derartige Erfahrungen von Abwertung machen ADHS-betroffene Kinder und Jugendliche vor allem im Schulalltag.
Verletzend ist dies umso mehr, als all die hier genannten Attribute nicht einmal annähernd auf uns zutreffen, und wenn sie dann noch von geliebten Menschen kommen, tut es ganz besonders weh.

### Aus meiner Sicht:
#### Unwillig?
*»Ihr Kind könnte ja viel mehr, aber es will offensichtlich gar nicht.«*
Diesen Standardsatz zum Thema Unwilligkeit möchte ich nachstehend noch aus meiner persönlichen Sicht kommentieren, *wenn Sie erlauben …*

Wir selbst empfinden es so, dass wir uns ohnehin permanent und nach Kräften bemühen, genau das Gegenteil von Unwilligkeit zu zeigen: So vieles würden wir nämlich gerne schaffen, nur leider *geht* das einfach sehr oft nicht.
Wir wünschen uns für uns selbst so vieles, was wir anderen gar nicht erzählen.

*Unsere Wünsche sind die Vorboten der Fähigkeiten, die in uns liegen.*
Johann Wolfgang von Goethe

Ein fast angeborener Ehrgeiz liegt schon begründet in unserer Reizoffenheit und damit unserem ausgeprägten Interesse für alles Neue. Hört sich das nach Unwilligkeit an? Wir ADHS-Betroffenen legen im Gegenteil ausgerechnet für uns selbst oft die Latte des Erreichbaren viel höher, als wir sie je erklimmen können. Doch nur wenige Menschen glauben uns das.

*Die Menschen, mit denen wir am allerhärtesten umgehen, sind wir selbst.*
Zappelphilipp

Wie in Bezug auf viele Diagnosen werden auch im Kontext von ADHS meistens nur die Symptome gesehen: das Verhalten, die äußere Erscheinung. Und so spannen sich die Fehleinschätzungen noch weiter von »unkooperativ« über »untragbar« bis zu dem besonders netten Attribut »dumm«. Tatsächlich bin *ich* in meiner Schulzeit mit schöner Regelmäßigkeit als »dumm« und nicht selten als »verhaltensgestört« bezeichnet worden.

Wir Menschen neigen sehr dazu, für unsere Wahrnehmungen eine passende »Schublade« zu suchen, in die alles annähernd Ähnliche bequem abgelegt werden kann. Wir verallgemeinern die Dinge. So kann es passieren, dass Pädagogen oder Bezugspersonen im Umgang mit ADHS-betroffenen Kindern so eine Schublade öffnen, aus der man – wunderbar einfach und ohne groß nachfragen zu müssen – ein »dummes« oder, wie man vor nicht langer Zeit auch gesagt hat, ein »verhaltensauffälliges Kind« herausziehen kann.

In die kleine Schublade, die man heute zuweilen für mich öffnet, passen zwar nur noch so huldvolle Bezeichnungen wie »zerstreuter Professor« *oder* »schusseliger Typ«, doch solche Zuschreibungen tun allein schon deshalb weh, weil sie eher nach Mitleid als nach Verständnis klingen. Dabei würde ich so gerne gar nicht mehr vergesslich sein ... Ich kann Rückmeldungen dieser Art jedenfalls schon nicht mehr hören!

## ZAPPELPHILIPPS TOP-FLOPS
Liebe Lehrer, Eltern, Freunde, Bekannte ...
Wenn ihr uns schon als »etwas anders« empfindet, bedenkt, dass uns eine unachtsame Einschätzung ziemlich verletzen kann. Wenn ihr uns nämlich als »unwillig« und »charakterschwach« bezeichnet, belastet das unser ohnehin schon hypersensibles Gemüt und damit auch unser Selbstwertgefühl sehr. Ein echter Flop für mich, weil mich diese Belastung dann noch unruhiger und zappeliger werden lässt.

Besonders wenn ihr mit uns oder auch nur in unserem Beisein über unser ADHS redet, solltet ihr es bitte keinesfalls als »Krankheit« bezeichnen. Mir persönlich tut das jedes Mal heftig weh, wenn mich einer als »krankes Kind« bezeichnet. Außerdem ist es ein Schuss, der weit vorbeigeht am Ziel: Ich *bin* nicht »krank« – basta!

Ich muss Philipp natürlich in allen Punkten – besonders in Bezug auf den letzten – recht geben. Im Gespräch mit einem ADHS-Betroffenen ist es schon im Hinblick auf dessen Selbstwertgefühl nicht hilfreich, als »krank« abgestempelt zu werden.
Im fachlichen Kontext und im Hinblick darauf, dass von medizinischer Seite nur »Krankheiten« – und damit hoffentlich in Zukunft auch ADHS– zur Gänze offiziell behandelt werden können, müssen wir diesen Begriff wohl zuweilen akzeptieren. Aber das muss ja unseren einfühlsamen Umgang mit Betroffenen schließlich nicht beeinflussen.

## Philipp:
### Von unserer Sucht nach Anerkennung
Für ADHS-Betroffene wie mich ist es total wichtig, dass wir durch unser Umfeld Anerkennung und Akzeptanz erfahren. Damit sind wir natürlich nicht allein: Jedes menschliche Wesen sucht schließlich nach persönlicher Bestätigung.
Aber der natürliche Hunger nach Anerkennung, den vor allem wir Kinder irgendwie andauernd verspüren, ist bei ADHS-Betroffenen um einiges stärker ausgeprägt. Das liegt vor allem daran, dass wir es nicht besonders gut verstehen, uns selbst so anzunehmen, wie wir sind.

*Nur wenn wir uns selbst annehmen, erkennen wir den Sinn unseres Lebens.*
Buddhistische Weisheit

Was viele Eltern und überhaupt Erwachsene nicht wissen, ist, dass wir Kinder mit ADHS stark dazu neigen, eine bereits erhaltene Anerkennung nach kurzer Zeit schon nicht mehr zu glauben. Wir wollen sie deshalb meistens gleich noch einmal hören und haben damit immer noch nicht genug.

Der Grund dafür liegt in unserer Selbstwahrnehmung oder genauer in unserem Selbstwertgefühl verborgen. Weil unser Selbstwertgefühl ziemlich schwach ist, entsteht in uns ein übermächtiger Drang nach dauernd wiederholter und klar nachvollziehbarer Anerkennung. Als ob es im Boden des Gefäßes, in dem sich die Essenz unseres Selbstwertgefühls sammeln sollte, ein Loch gäbe: Kaum hat einer nachgefüllt, beginnt der Spiegel schon wieder zu sinken.

Ich glaube, dies könnte die Lösung sein: Nur ein sehr reichhaltiges, aber zugleich richtig dosiertes Nachfüllen von Lob und Anerkennung vermag das verborgene Loch im Boden einer »ADHS-Seele« zu stopfen.

Wie das geht, verrate ich euch jetzt in meinen Top-Tipps:

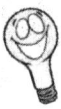

### ZAPPELPHILIPPS TOP-TIPPS

Da unser Selbstwert also ein Gefäß mit einem Loch zu sein scheint, nützt es nicht wirklich nachhaltig, wenn ihr versucht, es mit möglichst *viel* Flüssigkeit aufzufüllen. Ihr wisst schon, was ich damit meine: andauerndes und immer gleichförmig klingendes Loben. Auf die *richtig dosierte* Füllung kommt es an. Und die besteht am besten aus ganz spezifischer Anerkennung: Das heißt, dass wir eure Zufriedenheit, die uns so wichtig ist, viel eher glauben können, wenn ihr uns *genau sagt*, welches Detail euch von dem gefallen hat, was wir gerade gut gemacht haben. Es können natürlich auch mehrere Details sein, umso besser. *Dankend angenommen, jedenfalls!*

Ein Beispiel gebe ich euch natürlich gern: Statt der Floskel »*Du warst heute so brav beim Vorlesen*« denkt bitte genau nach und lasst es dann vielleicht so klingen: »*An deiner heutigen Bildgeschichte war am schönsten, wie du mich bei Sumsis Vorstellung zum Lachen gebracht hast.*« Alles klar?

Manchmal ist es sogar gut zu sagen, was euch *nicht* so gefallen hat, aber bitte vorsichtig! So betten wir die Leistung, für die wir gelobt worden sind, noch stärker in unserer Wahrnehmung ein. Es wird dann mit dem gerade erlebten Lob noch ein weiteres Gefühl verbunden, wodurch das Erwünschte nachhaltiger im Gedächtnis bleibt.

*Außerdem empfinden wir euer Lob dann als aufrichtiger.*
Aufrichtigkeit ist nämlich für unser Selbstwertgefühl ebenso wichtig wie die Anerkennung selbst. Wenn ihr mit uns ehrlich seid, stärkt ihr damit unser Gefühl, voll akzeptiert und gemocht zu werden. Ungenaues, zu allgemein klingendes und vor allem nicht zutiefst ehrlich gemeintes Lob ist für unsere Wahrnehmung wohl eher ein Top-Flop als ein Top-Tipp! Macht ihr das zu häufig, fühlen wir uns bald noch weniger ernst genommen.

*Behandle die Menschen so, als wären sie, wie sie sein sollten, und du hilfst ihnen zu werden, wie sie sein können.*
Johann Wolfgang von Goethe

# WIE WIR UNS FÜHLEN PART 2
## Von Impulsen und Radiergummis

### Wenn Impulse das Kommando übernehmen

Ein ziemlich belastender Umstand für die meisten von uns ist unsere nahezu unkontrollierbare Angewohnheit, während einer laufenden Tätigkeit unvermittelt zu einer ganz anderen zu wechseln. Sehr oft kommt es sogar vor, dass es nur bei dem bloßen Vorhaben bleibt. Schon steht wieder etwas Neues auf dem Plan. Dies nennt man »impulsives Handeln«.

Leider beschränkt sich diese »Angewohnheit« nicht nur auf manuelle Tätigkeiten. Auch eine Stimmung kann plötzlich »aufhören« und ebenso unvermittelt in eine ganz andere umschwenken. Die »neue« Stimmung wird allerdings erst merkbar, wenn sie auch laut hörbar ist. Dies nennt man »Impulsivität«.

Die Wissenschaft hat natürlich schon längst einen Begriff dafür: *Impulskontrollstörung.*
Ihnen, liebe Leser, ist sicherlich weniger der Fachbegriff wichtig als vielmehr, dass Sie erfahren, wie wir uns durch diese seltsame Störung der Impulskontrolle eigentlich fühlen und wie wir damit leben.
Ich beschränke mich hier auf die Komponente des impulsiven Handelns.

### Aus meiner Sicht:

Vielleicht kann ich es Ihnen aus meinem Blickwinkel in aller Kürze und dennoch eindrucksvoll so schildern:
Kaum habe ich mit einer beliebigen Tätigkeit angefangen oder mir auch nur vorgenommen loszulegen, blitzt schon irgendwo in der Tiefe meines Gehirns ein vorwitziger neuer Gedanke auf, dass es vielleicht jetzt eine ganz gute Idee wäre, gleich wieder etwas anderes anzufangen, jetzt sofort …
Und so sieht das dann in meinem wirklichen Leben aus:

## ▶▶ Fall 3: Abbrüche

Ich beginne eine längst fällige Reparatur in unserer Wohnung. Diesmal habe ich Werkzeug und Schraubenkoffer sogar zur Hand und muss nicht erst alles suchen wie sonst immer. Schon ist der erste Handgriff getan und die gebrochene Wandkonsole abmontiert. »*Toll, heute mal etwas weiterzubringen*«, denke ich gut gelaunt.

Nur acht Minuten nach diesem positiven Gedanken ertappe ich mich dabei, wie ich am Computer sitze und beginne, ein mehrseitiges Handout für einen meiner nächsten Vorträge zu entwerfen. Wandkonsole und Werkzeug sind im Augenblick zwar nicht völlig vergessen, aber momentan bedeutungslos.

Doch auch vor dem Rechner sitze ich nur kurze Zeit. Ein neuer Impuls hat mich erfasst: Mein Keyboard steht gefährlich nahe. Noch während ich versuche, einen weiteren Satz zu formulieren, drückt mein Daumen wie unter einem geheimen Zwang auf den Powerknopf des geliebten Tasteninstruments. Immerhin: Die ersten dreieinhalb Zeilen zu den wichtigen Unterlagen für meine Studenten sind ja schon fertig.

Wenige Sekunden später durchziehen Orgelklänge die Zimmer unserer Familienresidenz, sicher hört man sie auch bis hinüber in die Küche. Dort gibt es jetzt eine frisch eröffnete kleine Baustelle …

Doch daran verschwende ich keinen Gedanken, als ich kaum 15 Minuten später Schuhe und Jacke überstreife. Ganz plötzlich war da nämlich der Impuls, für die Kinder etwas Wichtiges einkaufen zu müssen.

Der Powerknopf meines Keyboards steht glaube ich immer noch auf »on«.

Darf ich es nochmals mit Philipps Worten sagen: »*Willkommen auf meinem Planeten!*«

> *Wir lassen unseren Gedanken gerne und oft freien Lauf und*
> *vergessen dann meist, sie wieder einzusammeln.*
> Ernst Ferstl

### *Hyperaktiv zum Quadrat*

Die Eigenheit, ohne eine vernünftige Motivation einfach drauflos zu handeln, lässt uns Menschen mit ADHS, vor allem aber betroffene Kinder, zumeist noch hyperaktiver wirken, als wir es ohnehin schon sind. Leider bewirkt das nicht nur solch schrullige Aktionen, wie ich sie soeben absolut authentisch beschrieben habe, sondern kann bei uns zu manch unkontrollierten Gefühlsausbrüchen und Gefahrensituationen und in seltenen Fällen auch bis zum totalen Kontrollverlust führen.

Doch diese spezifische Störung der Impulskontrolle tritt nicht nur bei Menschen auf, die von ADHS betroffen sind. Aber das ist eine andere Geschichte ...

## Mitten im Trommelfeuer

Es gibt da noch eine andere Seite dieser facettenreichen Impulskontrollstörung, die ich für noch viel interessanter halte. Denn ich vermute, dass sie die eigentliche Ursache für das impulsive Handeln ist. Sobald wir das verstehen, sind wir der Antwort auf unsere Frage, warum Philipp eigentlich zappelt, wiederum ein großes Stück näher.
Am besten verständlich wird es, wenn ich erneut aus meiner Erfahrung berichte, also stürzen wir uns gleich wieder ins wirkliche Leben.

> *Erfahrung vermehrt unsere Weisheiten,*
> *verringert aber nicht unsere Torheiten.*
> Josh Billings

**Aus meiner Sicht:**
Abermals ist es eine Geschichte aus meinem eigenen Nähkästchen.
Ich möchte meine Zusage einhalten und auch meine Stammleser nicht enttäuschen: Schließlich habe ich Ihnen allen ja so manchen persönlichen Einblick versprochen.

▶▶▌ **Fall 4: Schlüsselerlebnis**
In meiner Wohnung läutet das Telefon. Ich bin allerdings gerade dabei, von außen die Wohnungstür zu öffnen. »*Beeil dich, das ist sicher ein Klient*«, denke ich. Hektisch drehe ich den Schlüssel im Schloss. Dann werfe die Türe hinter mir zu und stürze ich in Richtung Telefon. Den Schlüsselbund habe ich mit voller Absicht lieber stecken lassen. Besser so, denn Monate zuvor ist mir nämlich schon einmal so ein

dummer Schlüssel abgebrochen. Damals war ich ebenfalls in hektischer Eile. Diesmal also bitte keine Wiederholung. Den ganzen Bund außen im Schloss vergessen darf allerdings auch nicht passieren.

> *Den größten Fehler, den man im Leben machen kann, ist,*
> *immer Angst zu haben, einen Fehler zu machen.*
> Dietrich Bonhoeffer

Während des längeren Telefonats, in dem es tatsächlich um eine Klientin und ihre Krisensituation geht, denke ich also immer wieder an den draußen hängenden Schlüsselbund. Als das Gespräch zu Ende ist, hat mich mein Gedächtnis immer noch nicht im Stich gelassen. Schön, wenn man trotz der schlechten Mischung ADHS plus Hektik alles im Griff hat: »*Super! Diesmal also kein kaputter Schlüssel. Vergessen hast du ihn auch nicht! Gleich holst du ihn dir draußen ab!*« Offenbar hat diesmal kein unwichtiger Impuls meine wichtige Erinnerung auslöschen können. Ich fühle mich gut, bin zufrieden und mache mich unverzüglich durchs Zimmer und den Vorraum auf den Weg zurück zur Wohnungstür. Ich strecke meine Hand aus, um zur Türklinke zu greifen ...

Frühmorgens: Ein Termin bei einer Familie steht an. Ich habe keine Eile heute Morgen. Alles unter Kontrolle. Doch dann streift mein Blick den Haken, an dem sonst der Schlüssel hängt. Da hängt diesmal nichts! Schlagartig setzt Stress in mir ein und ... Panik. Zu viele Dinge habe ich in der Vergangenheit schon unwiederbringlich verloren.
Mehr als vierzig Minuten hektischer Suche sind bereits vergangen. Noch immer ist der Schlüssel nicht aufgetaucht. Bemerkenswert ist, dass ich mich an die Situation vom Vortag nicht einmal ansatzweise erinnern kann.
Eher zufällig öffne ich die Wohnungstür. Da baumelt er immer noch einsam und abholbereit draußen am Schloss: mein Schlüsselbund! Schlagartig erinnere ich mich wieder an *fast* alles ...

Wie immer wird mancher nicht ADHS-Betroffene sagen: »*Das passiert mir aber auch.*« Stimmt sicher! Wenn so etwas nur ganz selten vorkommt, ist das ja vielleicht noch nichts Besonderes.
Aber passiert Ihnen das oder Ähnliches auch in fast *allen* Situationen des Alltags? Haben Sie sich das auch zur beinahe unkontrollierbaren

täglichen «Angewohnheit» gemacht? Ich schon, und warum das so ist, erfahren Sie jetzt.

### Fünf Sinne und ein bisschen mehr

Jeden einzelnen Reiz, den wir mit unseren Sinnen wahrnehmen, kann man als »Impuls« bezeichnen: sehen, hören, tasten, riechen, schmecken und auch Kombinationen daraus. Diese Impulse empfangen wir teils bewusst, teils unbewusst.

Das »normale« menschliche Gehirn wählt aus der unendlichen Anzahl äußerer Impulse – ohne bewusstes Zutun – nur diejenigen aus, die gerade der aktuellen Aufgabe entsprechen und mithelfen, eine gewisse Aufmerksamkeit für die geplante Handlung aufrechtzuerhalten.

Aufmerksamkeit ist somit eigentlich nichts anderes als eine geordnete Auswahl von wichtigen, d. h. relevanten Reizen. Unwichtige Reize werden durch dieses Aussortieren konsequent ignoriert.

Diesen Vorgang nennt man »Inhibition«. Er bewirkt zweierlei:

Erstens wird durch ihn nicht jeder neu eintreffende Sinnesreiz als neu und damit »interessant« eingestuft.

Zweitens bewirkt er, dass man sich an bestimmte unwichtige Impulse gewöhnt. Etwas, an das man sich jedoch bereits gewöhnt hat, nimmt man immer weniger bewusst wahr. Eine gute Einrichtung, nicht wahr?

Bei uns Menschen mit ADHS funktioniert diese Inhibition aber leider nicht so gut. Unser auf besondere Weise tickendes Gehirn stuft jeden einzelnen der ständig auf uns einflutenden Reize als nahezu **gleichwertig** ein. Irgendwie schafft es unsere Wahrnehmung nicht, automatisch Unwichtiges von Wichtigem zu trennen.

Das macht das tägliche Leben mit ADHS so unglaublich anstrengend. Es kostet nämlich viel Kraft, sich ständig zu bemühen, unwichtige Impulse ganz bewusst außen vor zu lassen, um sich wieder dem Wesentlichen widmen zu können.

### Nachgefragt

Erinnern Sie sich noch an mein »Schlüsselerlebnis«?

Mit aller Sorgfalt habe ich versucht zu analysieren, was auf dem Weg zur Wohnungstür in meinen ADHS-spezifischen Gedankengängen abgelaufen ist.

Und hier ist die Lösung: Es war ein Impuls. Ein unwichtiger Reiz, vom Rand meines Blickfeldes kommend, hat mich nicht nur meine soeben begonnene Handlung, nämlich den Griff zur Türklinke, abbrechen lassen, sondern wie ein überdimensionaler Radiergummi gleich die Erinnerung an das gesamte »Paket« rund um Schlüsselbund und Eingangstüre ausradiert.

Was jener Teil meines Gehirns, der wohl das Kommando haben mag, meinem hilflosen Gedächtnis damals befohlen hat, muss in etwa so geklungen haben:
*»He, schau hin, die Schlafzimmertür steht offen. Das tut sie sonst nicht. Und du gehst gerade daran vorbei. Aufgepasst, liebes Gedächtnis: Ab sofort gibt es eine neue Tagesordnung. Vergiss den Schlüsselbund und alles, was damit zu tun hat. Deinen Griff zur Türklinke kannst du ebenfalls abbrechen. Im Schlafzimmer muss die Flauschbettdecke gelüftet werden.«*
Wie auch immer es abgelaufen sein mag, die Kommandos dürften offenbar punktgenau angekommen sein. Denn augenblicklich bin ich abgebogen ins Schlafzimmer, mit noch ausgestrecktem Arm.

*Das Gehirn ist ein Organ, mit dem wir denken, dass wir denken.*
Ambrose Bierce

## Fliegenfalle

Weil ich es mag, der Fantasie meiner Leser immer wieder bildhaft auf die Sprünge zu helfen, möchte ich noch einmal versuchen, durch das Schildern einer Szene ebenso plastisch wie augenzwinkernd darzustellen, womit wir ADHS-Betroffenen also permanent zu kämpfen haben:

Das Summen einer winzigen Fliege im Raum kann in unserer Wahrnehmung den gleichen Stellenwert haben wie ein absolut unwiederbringliches Ereignis, das zur gleichen Zeit passiert, zum Beispiel ein Heiratsantrag ...
*»Was hast du eben gerade gesagt, mein Schatz?«*
Bis heute hoffe ich inständig, dass bloß ADHS im Spiel war ... Aber das wäre ja dann doch bloß wieder eine »Ausrede«.
Für *sie*.
Ach, haben Sie vielleicht gedacht, *ich* hätte mich in einem solch wichtigen Augenblick von einer dämlichen Fliege so sehr ablenken lassen? Niemals!

## Ursache und Wirkung

Wenn sich die Welt um Zappelphilipp als ein anhaltendes Trommelfeuer von lauter gleichwertigen Impulsen und Reizen zusammensetzt, kann kaum eine innere Ruhe daraus entstehen.
Und die Aufmerksamkeit?
»*Das ist wohl klar*«, würde Philipp sagen, »*welcher vernünftige Mensch kann sich mitten in so einem heftigen Getrommel schon gut konzentrieren?*«

Verstehen Sie nun noch ein wenig besser, warum Philipp so viel zappelt?

Die Frage ist, wie stark das eine mit dem anderen verknüpft ist. Erlauben Sie mir als Antwort darauf eine kühne Spekulation:
Dass wir dauernd zu impulsiven Handlungen und impulsivem Stimmungswechsel neigen, lässt sich wahrscheinlich zum Großteil mit der permanenten Reizüberflutung erklären, der Menschen mit ADHS ausgesetzt sind. Unsere Wahrnehmung drängt darauf, auf jeden Reiz zu reagieren. Schließlich *muss* man auf einen Impuls reagieren, wenn er superwichtig ist, was für uns Betroffene nun mal *jeder* Impuls ist.
Daher glaube ich, dass die meisten unserer unmotivierten Entscheidungen und manch ein plötzlicher Wechsel der Gemütslage bei uns ADHS-Betroffenen nicht zur Gänze in uns selbst entstehen, sondern durch irgendwelche unwichtigen Reize von außen ausgelöst werden, gegen die wir einfach wehrlos sind.

Der Powerknopf meines Keyboards und die Flauschdecke illustrieren dies ...

# WIE WIR UNS FÜHLEN PART 3
## Von der Ablenkbarkeit bis zur Zappeligkeit

**Das folgende Kapitel ist eigentlich erneut nichts anderes als eine kleine Vorstellungsrunde. Doch diesmal geht es nicht nur um Philipp und mich ...**
**Solange Philipp allerdings weiterhin in so guter Stimmung ist, uns alles über sich zu erzählen, werden wir das einfach schamlos ausnutzen. Soll er uns doch hier nicht nur einige seiner speziellen Freunde, sondern auch gleich so manches für ihn selbst typische Symptom vorstellen, damit er uns erneut aus *seiner* Sichtweise schildern kann ...**
**... wie *wir* uns fühlen.**

### Ablenkbarkeit

▸▸▮ **Fall 5: Hörversuche**
*»Du schaust mich ja gar nicht an, wenn ich mit dir rede.«*
*»Ich glaube, du willst ja gar nicht zuhören, wenn man dir etwas erklärt.«*
Sätze wie diese hört die achtjährige Anna beinahe täglich in der Schule. Dabei möchte sie es so gerne schaffen. Aber irgendwie funktioniert sie nicht, die Sache mit dem Zuhören.

### Philipp:
Ich glaube, viel brauche ich gar nicht darüber zu erzählen, wie sich diese doofe Ablenkbarkeit wirklich anfühlt. Da ihr ohnehin schon wisst, wie schlecht wir mit inneren und äußeren Impulsen zurechtkommen, werdet ihr sicher gleich besser verstehen, warum ich wohl niemals ein guter Zuhörer sein werde.
Um es klarzumachen: Am liebsten würde ich *immer* gut zuhören, schaffe es aber nicht, weil dauernd so viele andere Dinge gleichzeitig auf mich einstürmen, die ich leider nicht ausfiltern kann.
Darum tun mir Ermahnungen wie *»Hörst du mir überhaupt zu?«* oder *»Schau mich doch an, wenn ich mit dir rede!«* ein bisschen weh.
Ich muss euch aber verraten, warum es mir eigentlich viel lieber wäre, wenn ich immer perfekt zuhören könnte: Weil ich dann auch euer Lob und euren Zuspruch viel öfter richtig wahrneh-

men würde. Und das hätte dann wieder positive Auswirkungen auf mein Selbstbewusstsein.

## »Aufschieberitis«

### ⏭ Fall 6: Dehnungsübung
Die zwölfjährige Kathi hat eindeutig ADS, das erkennt man schon allein daran, dass sie den ganzen Tag über kaum zur Ruhe kommt. Bei ihr wirkt sich die Unruhe allerdings mehr nach innen aus. Nur wenn man genau hinsieht, erkennt man ihr dauerndes nervöses Fingerspiel, das kein Ende zu nehmen scheint. Das ist auch bei Kindern ohne »Hyperaktivität« oft der Fall.

Aber abgesehen von ihrer extrem kurzen Aufmerksamkeitsspanne und anderen ADS-typischen Verhaltensweisen ist sie vor allem ungeschlagene Meisterin im Aufschieben von Arbeiten. Sobald sie etwas zu erledigen hat, dehnen sich wie von selbst die Stunden, bevor sie es schafft, auch nur einen Strich zu Papier zu bringen. In den letzten Monaten hat sie fast alle Hausaufgaben konsequent erst in der berühmten letzten Minute fertig gestellt. Die meisten davon frühmorgens, knapp vor dem Aufbruch zur Schule.

**Philipp:**
> Mir geht es ganz genauso. Am besten beschreibe ich euch mein Gefühl so: Es ist wie eine Hürde, eine Mauer, die sich vor mir aufbaut, sobald sich ein Zeitpunkt nähert, an dem ich eine Arbeit beginnen muss, die mir aufgetragen worden ist. Klar: Wenn ich weiß, dass mir die Sache sicher Spaß machen wird, dann lege ich gleich los. Aber vor meinem leeren, aufgeschlagenen Schulheft sitze ich oft stundenlang, schaue aus dem Fenster und möchte gerne schon längst mit allem fertig sein. Ich weiß genau, dass ich erst dann spielen darf, wenn alles erledigt ist. Aber ich schaffe es einfach nicht, den ersten Strich zu machen. Irgendetwas in mir zwingt mich, alles nur noch weiter hinauszuschieben.

*Verschiebe nicht auf morgen, was genauso gut*
*auf übermorgen verschoben werden kann.*
Mark Twain

## Frustrationstoleranz

▶▶ **Fall 7: »Auszuckerl«**
Der zehnjährige Alexander ist ein schulbekanntes »Zornbinkerl«, wie man auf gut Wienerisch sagt. Er wird schon bei Kleinigkeiten so schnell wütend, dass manche Schulkameraden ihn oft gar nicht mehr ansprechen wollen, vor allem, wenn sie ihm etwas Negatives zu sagen haben.
Seine Eltern haben ein ähnliches Problem: Oft können sie gar nicht erkennen, welche Kleinigkeit gerade mal wieder Alexanders Wutanfall ausgelöst haben mag.

## Philipp:

Irgendjemand hat einmal zu mir gesagt, ich hätte so etwas wie eine »geringe Frustrationstoleranz«, was immer das auch heißen mag …
Ich weiß nur, dass ich eben ziemlich schnell wütend werde. Ich gerate ja zum Beispiel schon in Wut, wenn ich mich nur an einer Kante anhaue. Das kann man dann meilenweit mithören. Und so geht es mir auch bei kleinen Problemen mit den Eltern, bei Streit, Stress und vor allem, wenn meine Ungeduld zuschlägt.

Aber viel wichtiger, als euch von den vielen Auslösern für mein häufiges Auszucken zu erzählen, ist mir, dass ihr versteht, was dann eigentlich in mir vorgeht …
Mein Geheimnis: In den meisten meiner zornigen Momente kann ich mich eigentlich bloß selbst gar nicht leiden. Genau genommen bin ich fast immer nur wütend auf *mich* selbst. Auf andere Menschen bin ich nur sehr selten wütend. Wenn ich mich über jemanden ärgere, schlucke ich das viel öfter hinunter.
Aber so ein richtiger Zornanfall bezieht sich eigentlich immer auf mich selbst. Und ich mag mich gleich noch viel weniger leiden, wenn mich in so einer Situation meine Eltern dann fragen, warum ich schon wieder böse auf *sie* bin.

### Berechenbar
Vielleicht kann Ihnen, liebe Leser, dieser authentische Blickwinkel von nun an mehr Entspannung im Umgang mit Ihrem ADHS-Kind oder -Part-

ner bringen. Man kann mit Situationen, in denen der geliebte Mensch unter Zorn und Kontrollverlust leidet, wahrscheinlich viel besser umgehen, wenn man weiß, dass man als Bezugsperson meistens gar nicht persönlich gemeint ist.

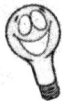

## ZAPPELPHILIPPS TOP-TIPPS

Wenn wir wütend werden, ist es für euch am besten, möglichst entspannt zu bleiben und nicht selbst auch noch das »Nervenkostüm« auszuziehen. Wenn wir merken, dass wir euch mit unserem Zorn wehtun, macht uns das augenblicklich nur noch wütender auf uns selbst.

Wenn ihr entspannt bleibt, lernen wir dadurch so ganz nebenbei, dass Herumschreien und Toben nichts bringt, weil niemand darauf reagiert.

Mein Geheimtipp: Schimpft doch bitte nicht mit uns, wenn wir gerade wütend sind, sondern erwähnt lieber lobend, wenn wir ganz von selbst damit *aufgehört* haben!

*Bei Kindern mit ADHS gilt es, mit allergrößter Sorgfalt darauf zu achten,*
*das Erwünschte zu fördern, anstatt das Unerwünschte auszutreiben.*
Zappelphilipp

**Hyperfokussieren**

▶▶ **Fall 8: Dichtkunst**

Die elfjährige Sarah ist ein klassischer Fall: Sie ist wahrlich hyperaktiv, keine Minute kann sie irgendwo ruhig sitzen, Dutzende verschiedene Spiele liegen ausgeräumt in ihrem Zimmer verteilt, keines davon ist mehr als fünf Minuten lang in Verwendung. Natürlich warten auch die Hausaufgaben täglich bis zur letzten Minute auf das Abklingen der Aufschieberitis ihrer Besitzerin. Ständig fällt ihr etwas Neues ein. Vor allem ihr Vater, der freischaffender Buchautor ist, leidet darunter und hätte es lieber etwas ruhiger daheim.
Doch seit Kurzem hört man keinen Ton mehr aus Sarahs Zimmer. Sie hat ein Buch mit Gedichten von ihrem geliebten Papa entdeckt. Nun will sie

es ihm nachmachen: Sie möchte unbedingt selber Gedichte schreiben. Sarah hat offenbar alles andere um sich herum vergessen. Was aber insbesondere untypisch für ihr ansonsten ziemlich ausgeprägtes ADHS zu sein scheint: Auf einmal kann sie absolut nichts mehr von ihrer Tätigkeit ablenken.

**Aus meiner Sicht:**

»Hyperfokussierung« heißt dieses Phänomen im Fachjargon. Wäre dieses Buch nun populärwissenschaftlich ausgerichtet, könnte ich mich jetzt länger darüber auslassen, dass dieser Begriff einen »nahezu tranceähnlichen Zustand der Konzentration« beschreibt, zu dem wir ADHS-Betroffenen zuweilen neigen.

Ich möchte Ihnen aber lieber schildern, wie *ich* mich dabei fühle, wenn mir dieser »Zustand« passiert. Meine Bücher, aber auch meine Gedichte oder kleinen Musikkompositionen entstehen ausschließlich unter Hyperfokussierung.

Es ist ein Gefühl zwischen Euphorie und Selbstzerstörung. Nur kurze Zeit, nachdem ich zu schreiben anfange, schlägt mein Herz deutlich schneller und ich nehme um mich herum kaum mehr etwas wahr. Wenn ich die Schaffensphase beende, bin ich jedoch vollkommen ausgepowert und stehe gleichzeitig dermaßen »unter Strom«, dass es Stunden dauert, bis ich wieder zur Ruhe kommen kann. Erstaunlich dabei ist das anscheinend völlig entgleitende Zeitgefühl …

Vor Kurzem habe ich nach meinem Ermessen nach etwa eineinhalb Stunden des Hyperfokussierens auf die Uhr gesehen: In Wirklichkeit waren bereits sechs Stunden vergangen.

Zum Glück kann ich mich auf solche Phasen nur einlassen, wenn Kind und Kegel aus dem Haus sind.

### Nachgefragt

Vor ein paar Tagen ist Sarah am Schreibtisch eingeschlafen. Ihr Vater trägt sie ins Bett und sein Blick fällt auf die eng beschriebenen Seiten … Er traut seinen Augen nicht: Diese wunderschönen und tiefsinnigen Gedichte sollen alle von seiner erst elfjährigen Tochter stammen?

*Ich komme nicht auf Ideen, sondern die Ideen kommen zu mir.*
Janine Weger

## Ungeduld

▶▶ **Fall 9: Schlangenfeindin**

Die dreizehnjährige Vanessa ist in der Klasse recht beliebt, doch in einer Hinsicht fällt sie oft unangenehm auf: Sie kann einfach nicht warten. In der Schlange vor der Schulküche drängt sie sich meistens ganz nach vorne, weil es sie nach eigener Aussage *»ganz verrückt macht«*, wie die anderen mittendrin stehen und sich gedulden müssen. Unbeliebt macht sich Vanessa aber vor allem bei den Lehrern, weil sie fast immer ungefragt und ohne lange aufzuzeigen einfach dazwischenruft.

**Philipp:**

Es ist für mich fast eine körperliche Qual, wenn ich mit etwas, das mir gerade eben eingefallen ist, nicht sofort herausplatzen darf. Ebenso ergeht es mir überall dort, wo man von mir das eine Wörtchen verlangt, das ich wohl am allerwenigsten leiden kann: Warten! Deshalb fällt es mir auch ziemlich schwer, mich auf Dinge länger zu freuen, weil ich es kaum erwarten kann, dass sie eintreffen.

*Das hat wohl alles ziemlich viel mit meiner Zappeligkeit zu tun ...*

## Zappeln

▶▶ **Fall 10: »Häuslbonus«**

Der zwölfjährige Stefan kann einfach nicht ruhig sitzen. Seinen Berichten zufolge geht es ihm *»richtig schlecht«*, wenn er länger als 20 Minuten die Schulbank drücken muss. Das merken nicht nur alle Kinder in der Klasse, sondern vor allem auch seine Lehrer. Als ich den quirligen Jungen befrage, wie er unter diesen Umständen eine ganze Unterrichtseinheit aushalten kann, präsentiert er mir seine Lösung: *»Ja, weißt du, mindestens einmal in jeder Stunde nehme ich mir einfach den Häuslbonus und verschwinde auf ein paar Minuten.«*

**Philipp:**

Jetzt habt ihr mich erwischt! Warum wohl habe ich den Namen »Zappelphilipp« von euch bekommen? Ich gebe es zu: Ich *kann* einfach nicht still sitzen!

Wie ich mich dabei fühle, wollt ihr wissen? Ich sag's euch: Es ist, als steckten zwei meiner Finger in einer Steckdose, aus der andauernd Strom durch meinen Körper rast. Das Dumme ist nur, dass ich diese ständige Kribbeligkeit und Anspannung in mir drin einfach nicht abschalten kann, so sehr ich mich auch bemühe.

## Vorteil

Wir müssen nicht immer erst rückwärts vom Stuhl fallen, um festzustellen, dass unsere Zappeligkeit und ständige innere Getriebenheit oft von Nachteil für uns sind. Andererseits können Sie, liebe Leser, sicher gut nachvollziehen, dass jemandem, der in der Umgebung eines Wirbelwindes mit der Diagnose ADHS zu leben hat, wenigstens niemals langweilig wird.
*Aber, nicht doch!*

*Aller Laster Anfang ist die Langeweile.*
Søren Kierkegaard

# WIE UNSER GEHIRN SICH FÜHLT
## Von Nachrichten, Veranlagungen und Gebrauchsspuren

Unser von ADHS betroffenes Gehirn tickt also einfach ein wenig
anders: so viel ist jetzt sicher jedem klar geworden. Im Verlauf des
Buches wird das noch deutlicher werden.
Was an diesem anderen Rhythmus aber aus organischer Sicht Schuld
trägt, wird Ihnen am besten Philipp aus seiner uns mittlerweile schon
vertrauteren Sichtweise schildern.
Wir werden uns jedoch danach die wichtigste Frage stellen müssen:
*Können wir daran überhaupt noch etwas ändern,*
*dass es so ist, wie es ist?*

### Verrauschte Nachrichten

**Philipp:**

Unser Gehirn dürft ihr euch nicht als kompakte, trockene Masse
vorstellen. Es ist vielmehr ein ziemlich matschiger und wohl auch
reichlich saftiger Klumpen, in dem mehr als 60 chemisch unterschiedliche, in Flüssigkeit gelöste Substanzen zirkulieren. Einige
von ihnen spielen untergeordnete Rollen, andere haben dafür das
Sagen in unserem Denkapparat.

Irgendwo in einem kleinen Winkel unseres ADHS-betroffenen Gehirns,
ziemlich weit vorne, wo die Stirn ist, scheint es erwiesenermaßen an jenen Substanzen zu mangeln, die das Kommando haben. Dabei hätten
diese eigentlich – wären sie in ausreichender Menge vorhanden – die
Aufgabe, verlässlich Nachrichten weiterzugeben, damit alles seine Ordnung hat. Die meisten Bereiche unseres Gehirns haben nämlich gar keine Verbindung zur Außenwelt, sondern sind nur dazu da, um mithilfe
ihrer »schwimmenden Botendienste« die Kommunikation mit anderen
Bereichen aufrechtzuerhalten.
Und genau daran hapert es bei uns ADHS-Betroffenen ein wenig.

Ich weiß zwar nicht, wie diese überaus wichtigen Nachrichtenübermittler in Wirklichkeit aussehen, und das wissen wohl auch die wenigsten Menschen, aber das ist für uns auch gar nicht wichtig. Ich bin jedenfalls ziemlich sauer auf die Dinger, wie immer sie auch im Fachjargon heißen mögen, weil ich mich wegen ihrer schlampigen Kommunikation mein ganzes Leben lang eben anders fühlen muss.

*Aber so ist es sehr oft: Die wahren Probleme im Leben entstehen aufgrund von Verständigungsschwierigkeiten.*
Zappelphilipp

Ich glaube, damit wissen wir auch schon das Wichtigste, um verstehen zu können, wie unser Gehirn eben tickt: *Es gibt ein Nachrichtenproblem.* Wichtige Botschaften kommen viel zu selten zum passenden Zeitpunkt an der richtigen Stelle an. So werden bestimmte Informationen weniger genau weitergegeben, als es eigentlich vorgesehen wäre. Am besten stellt ihr euch das wie einen Radioempfänger vor, der nicht genau eingestellt ist: Zwar hört man die gesamte Nachricht, aber sie ist ziemlich verrauscht und ungenau, weshalb man wichtige Details nicht mitbekommt. *»Willkommen auf meinem Planeten ...«*

*Wenn das Gehirn so einfach wäre, dass wir es verstehen könnten, dann wären wir so dumm, dass wir es nicht verstehen könnten.*
Jostein Gaarder

**Vererbt oder anfällig?**
Mittlerweile gilt es als weitestgehend anerkannt, dass ein großer Teil dessen, was Phillip und ich beschrieben haben, erblich vorprogrammiert ist. Der Fachterminus dafür lautet »genetische Prädisposition«.

Außerdem kommen Kinder, die für ADHS genetisch prädisponiert sind, noch mit einer unterschiedlichen Anfälligkeit auf die Welt. So wie man anfällig dafür ist, öfter im Jahr einen Schnupfen zu bekommen oder nicht. Erst diese Veranlagung bestimmt, ob sich bei dem Kind überhaupt ADHS ausbildet. Auch dafür gibt es einen Namen: »Vulnerabilität«.

Die erbliche Vorbelastung kann jedoch nur einen Teil der typischen Verhaltensmuster und der oft starken Ausprägungen von ADHS erklären. So eine Sichtweise wäre zu einfach: »*Du hast dein ADHS eben von mir geerbt, es ist nicht zu ändern!*«

Es gibt etliche andere Faktoren, die Einfluss auf den Ausprägungsgrad des Syndroms nehmen können. Vor allem haben sie mit dem sozialen und erzieherischen Umgang zu tun. Ich glaube, dass Philipp sich viel zappeliger und schlechter fühlen muss, um sich auch schlechter zu verhalten, sobald man falsch oder, wie ich es gern nenne, »unentspannt« mit ihm umgeht.

> *Die Geburt bringt nur das Sein zur Welt,*
> *die Person wird erst im Leben erschaffen.*
> Théodore Jouffroy

Deshalb – und weil ich glaube, dass der Philosoph Jouffrouy recht hat – beschäftigen wir uns von nun an weniger mit Dingen, auf die wir gar keinen Einfluss mehr haben, sondern vielmehr mit solchen, bei denen es uns leichtfallen könnte, eine Veränderung herbeizuführen. Dazu habe ich eine erfreuliche Information: Auch das Gehirn kann sich während des ganzen Lebens weiterentwickeln und verändern.

### Von Autobahnen und »Gebrauchsspuren«

Wir haben von Philipp bereits gehört, dass unser Gehirn fließt, in ständiger Bewegung ist und damit wie alles, was mit Flüssigkeiten zu tun hat, auch andauernden Veränderungen unterliegt. Und so ist es tatsächlich: Neue Erkenntnisse sprechen von einem »plastischen Gehirn«, das sich ein Leben lang verändert und neu orientiert.

Man hat festgestellt, dass sich bestimmte Verknüpfungen, sogenannte Synapsen, zu Strecken verbinden, die sich wie gut trainierte Muskeln sogar sichtbar verstärken, sobald man immer wieder die gleichen Gedankengänge oder Verhaltensschemata benutzt. Stellen Sie sich also ein Gehirn vor, das sowohl von schmalen Straßen als auch von breiten Autobahnen durchzogen ist. Die schmalen Gedankenwege werden eben nur wenig befahren, die breiten Strecken mit vielen großen Kreuzungen sind hingegen jene, die durch immer gleiche Abläufe am meisten befahren werden.

Hat sich eine solche breite, aber negative Spur einmal eingefahren, bedeutet es ein ziemliches Stück Arbeit, sie wieder abzubauen. Aber es ist möglich. Das Gehirn bestimmt nicht über unser Leben, sondern richtet sich danach, wie wir es hauptsächlich gebrauchen.

*Unser Gehirn ist nichts anderes ein als Produzent für Gebrauchsspuren.*
William James

Es verändert sich also ständig – durch das, was wir erleben oder tun. Wirklich einprägen können sich daher nur solche Handlungen, Verhaltensweisen oder auch Wahrnehmungen, die wir immer in der gleichen Weise wiederholen. So lassen wir »Autobahnen« entstehen.

Im nächsten und letzten Absatz von Teil 1 entdecken wir eine solche Autobahn: Wenn wir sie gemeinsam »befahren«, können wir die folgenden Kapitel besser verstehen, vor allem wenn es um das Thema der »totalen Überforderung« geht.

*Eine erste Gebrauchsspur: Die »Input-Sucht«*
Sie erinnern sich noch an die »Impulskontrollstörung«? Genau genommen schaden uns die vielen äußeren, nicht abstellbaren Reize zum Beispiel bei unserer Aufmerksamkeitsspanne oder der inneren Unruhe.
Mit dem Wissen über das Funktionieren unseres »plastischen Gehirns« lässt sich leichter nachvollziehen, dass sich permanente Reizüberflutungen als breite Autobahnen nach und nach im Gehirn manifestieren: Wir gewöhnen uns an die Reize und werden schlussendlich süchtig nach ihnen.
So erklärt sich vielleicht auch die sehr menschliche Eigenschaft, gerade nach jenen Dingen süchtig zu werden, die oft schädlich für uns sind.
Diese Verhaltenssucht von AHDS-Betroffenen nach ständig neuen Reizen heißt im Fachjargon »Input-Sucht«.

# TEIL 2

## Zappelphilipps »andere Seite« – Wie ihr unsere erstaunlichen Potenziale erkennen könnt

Bislang ist es um Auffälligkeiten und Charakteristika im Zusammenhang mit ADHS gegangen, die allgemein als Defizite bezeichnet werden. Nun aber möchte ich Sie – frohen Mutes – mit den Vorteilen oder Benefits von ADHS vertraut machen.

Mir selbst kommen diese Aspekte mittlerweile viel wichtiger vor als die negativ besetzten Merkmale meines ADHS, mit dem ich ja nun mal leben muss. Diese Benefits, wie ich sie zu nennen pflege, waren – das möchte ich Ihnen nicht vorenthalten – der eigentliche Beweggrund, mit der Arbeit an diesem Buch zu beginnen, und sie sollen den Hauptteil ausmachen. Die erstaunlichen Vorteile und Potenziale unseres Störungsbildes, über die ich im Laufe meines »Zusammenlebens« mit ADHS gestolpert bin, sollen endlich ihren gebührenden Stellenwert bekommen. Keine Aufgabe erscheint mir also wichtiger als die, Ihnen – liebe Leser, Eltern, Betroffene – durch die vielen positiven Sichtweisen auf das mir sehr vertraute ADHS Mut zu machen und Zuversicht zu geben.

*Nur wer selbst brennt, kann Feuer in anderen entfachen.*
Aurelius Augustinus

Möglicherweise erschließt sich durch die Lektüre am Ende für Sie, warum Ihr Philipp eigentlich zappelt ...

# POTENZIALE PART 1
## Mehr Benefits als Defizite?

**Schauen wir uns also nun die Kehrseite, oder besser gesagt die interessante Vorderseite von ADHS an, nicht nur, weil ohnehin jedes Ding zwei Seiten hat, sondern auch, weil ich sogar den ADHS-typischen Merkmalen noch etwas Positives abgewinnen werde, die Sie und Ihr Kind vielleicht bisher als besonders negativ empfunden haben. Sie werden staunen, was sich da so alles finden lässt. Klingt das unglaubwürdig? Wie wäre es zum Beispiel mit unserer Hyperaktivität? Sie denken vielleicht, dass einem Betroffenen daraus nur Nachteile erwachsen können? Na, dann warten Sie mal ab ...**

Das Phänomen ADHS hat so viel Positives zu bieten, dass so mancher Betroffene ungeahnten Nutzen daraus ziehen und somit eigentlich froh sein kann, dass er so ist, wie er ist. Ich selbst mag Ihnen als ein Beispiel dienen: Ich bin inzwischen froh darüber, und zuweilen sogar stolz!
Ich werde Ihnen mehrere junge Menschen vorstellen, die alle eines gemeinsam haben: Sie haben ihr Leben mit ADHS auf die eine oder andere Art gemeistert oder sind gerade intensiv dabei, es in Angriff zu nehmen. Einige von ihnen habe ich mittlerweile gut kennengelernt.
Ich habe mich bemüht, die jungen Leute mit meiner positiven Sicht der Dinge anzustecken und sie darin zu bestärken, ihre Benefits wahrzunehmen und diese positiv zu nutzen. Mein Dank gilt all denen, die mir dabei ihr Vertrauen geschenkt haben, vor allem den Eltern der betroffenen Kinder und Jugendlichen.

**Witzbolde**
Habe ich schon erzählt, dass unser Freund Philipp ein ziemlicher Witz-

bold ist? Immer fallen ihm neue Scherzchen ein, für jeden Spaß ist er zu haben. Humor hat er, der Zappelphilipp, so stressig und gestresst er auch zuweilen sein kann. Und damit wäre ich bei einem ersten großen Vorteil von ADHS.

### ▶▶ Fall 11: Untragbarer Klassenclown?
### Wir finden: Sinn für Humor

Sebastian, 11, ist der absolute Klassenclown. Wenn er einmal in Fahrt gerät, ist er schwer zu bremsen. Sein Mitteilungsheft ist voll von entsprechenden Eintragungen. Doch mit diesen – meiner Meinung nach unnötigen – Rückmeldungen aus der Schule enden auch schon die persönlichen Nachteile für den – freilich – hyperaktiven Jungen. Bei seiner Familie und im ständig wachsenden Freundeskreis ist er gefragter Mittelpunkt, er unterhält alle Leute mühelos. Langweilig wird in seiner Gesellschaft niemandem, weder Erwachsenen noch Kindern. Überdies ist er ein wahres Talent im Kreieren von Reimen. Seine witzigen Vierzeiler machen schon lange in der ganzen Schule die Runde, und im Fach Deutsch schreibt er als einziger Schüler nicht nur auffallend gute, sondern auch wirklich witzige Aufsätze!

So sehr sich Sebastians Eltern auch wünschen, dass er bei seinen Pflichten mehr Ernsthaftigkeit an den Tag legen möge, so oft sie sich auch über sein schlechtes Benehmen in der Schule aufregen – ein unschätzbarer Vorteil überwiegt bei dem Jungen: sein Sinn für Humor und seine Fähigkeit, Familie und Freunde zum Lachen zu bringen.

### *Benefits*

Sinn für Humor haben sehr viele ADHS-Betroffene – daraus lässt sich wohl schwerlich ein Defizit ableiten, im Gegenteil: Sinn für Humor kann nur zum Vorteil gereichen.

> *Humor ist nicht erlernbar. Neben Geist und Witz setzt er ein gerüttelt Maß*
> *an Herzensgüte voraus, an Geduld und Nachsicht.*
> *Deshalb ist er auch so selten!*
> Curt Goetz

Dieser Sinn für Humor und Leichtigkeit ist es, der Philipp und mich auf die Idee gebracht hat, möglichst vielen der mit ADHS in Verbindung gebrachten nachteiligen Eigenschaften und Persönlichkeitsmerkmalen ihre jeweils positive Seite gegenüberzustellen. Wir denken, dass jeder ADHS-Betroffene versuchen kann, zumindest ab und zu diese anderen Blickwinkel einzunehmen. Uns ist klar, dass nicht alle diese neuen Aspekte für alle Betroffenen gleichermaßen gelten. Trotzdem wollen wir doch einmal sehen, ob es nicht sogar mehr Benefits als Defizite gibt ...

Lehnen Sie sich nun also zurück, entspannen Sie sich ...

## ▶▶ Fall 12: Unbremsbare Hyperaktivität?
### Wir finden: hohe Belastbarkeit

Marcus ist 19 Jahre alt. Seine Zappeligkeit und deutlich erkennbare Hyperaktivität haben ihm während seiner Kindheit und vor allem auch in der Schulzeit ziemliche Schwierigkeiten eingebracht. Kaum einer hat ein dickeres Mitteilungsheft in seiner Klasse: *»Marcus stört den Unterricht, kann keine Minute lang ruhig sitzen, scheint andauernd vom Spieltrieb befallen zu sein ...«* Mitteilungen, Strafen, Rückstufungen sind für ihn an der Tagesordnung.

Vor Kurzem jedoch hat der junge Mann für die Ausbildung zum Sozialpädagogen sein erstes Praktikum in einer sonderpädagogischen Einrichtung absolviert. Unter den anderen jungen Kollegen ist er dem pädagogischen Leiter am positivsten aufgefallen. Immer ist er zur Stelle, wenn es gilt, ein Problem mit einem schwierigen Kind zu lösen. Nach nur einer Woche hat ihm jemand den Spitznamen »Der Überall-zugleich-Betreuer« verpasst, den er bis heute hat. Kein Nachtdienst ist ihm zu viel, keine Fallbesprechung zu häufig.
In seiner ersten dienstlichen Beurteilung stehen nun ganz andere »Mitteilungen«: *»Auffallend hohe Belastbarkeit. Scheint im Dienst nie zu ermüden. Ist stets für andere da.«* Ein älterer Kollege hat es einmal während eines Nachtdienstes, als alle anderen schon kurz vor dem Umfallen waren, so ausgedrückt: *»Du scheinst irgendwie die Gabe zu haben, kosmische Energien anzuzapfen. Das spüren auch die dir anvertrauten Kinder.«*
Kann es ein schöneres Lob insbesondere für einen AHDS-betroffenen Menschen geben? Ist ein solches Potenzial nicht für jeden beruflichen Einsatz eine klare Empfehlung oder nicht auch für den Einsatz in Schule und Lehre?

**Benefits**

Sehr viele ADHS-Betroffene scheinen über ungeahnte, manchmal sogar unerschöpfliche Energien zu verfügen. Die meisten von uns sind dadurch überaus hoch belastbar.

Manch ein junger Mensch könnte sich nur wünschen, eher »hyperaktiv« als vielleicht sogar »inaktiv« zu sein.

*Überaktivität kann sich in hoher Produktivität*
*und unermüdlicher Schaffenskraft niederschlagen.*
Rega Schaefgen

### ▸▸▸ Fall 13: Nervende Zappeligkeit?
### Wir finden: unerschöpflicher Tatendrang

Stefan ist 13 Jahre alt. Er hat zwar oft Probleme mit Lehrern und auch mit Schulkollegen, doch diese zwischenmenschlichen Schwierigkeiten sind wie weggeblasen, seit er für sein Team beim Sportprojekt nun schon den zweiten Pokal erkämpft hat. Keiner hat beim Zirkeltraining so lange durchgehalten wie er. Mittlerweile ist aus dem früheren Außenseiter ein angesagter Typ geworden, der sich seit einiger Zeit, auch ohne zornig zu werden, bei Meinungsverschiedenheiten durchzusetzen vermag. Seine ungebremste Zappeligkeit in den Schulstunden haben alle Mitschüler und die meisten Lehrer mittlerweile als große und gut nutzbare Energiereserve und unstillbaren Tatendrang erkannt. Seit Stefan beim Sport Erfolg hat, sind auch seine Zappeligkeit und innere Unruhe deutlich zurückgegangen.

**Benefits**

Hohe Einsatzbereitschaft, schier endloser Tatendurst, Durchhaltevermögen, große Leistungsspitzen und kurze Reaktionszeiten gehören zu den nützlichsten Potenzialen unserer ansonsten so auffälligen Zappeligkeit.

### ▸▸▸ Fall 14: Erhöhte Risikobereitschaft?
### Wir finden: großer Heldenmut

Robert ist bereits seit seinem zwölften Lebensjahr bei der Feuerwehrjugend. Zwar vergisst er wegen seiner Schusseligkeit zuweilen manch teuren Ausrüstungsgegenstand am Einsatzort, doch seine Kollegen haben sich längst auf seine Zerstreutheit und vergessliche Art gut eingestellt. Bald hat der nun 17-Jährige seine Abschlussprüfung und wird wahrscheinlich bei der Berufsfeuerwehr eintreten. Robert hat über die Maßen Einsatzbereitschaft und Mut bewiesen, indem er schon zwei Menschen das Leben gerettet hat, beim ersten Mal war er gerade 15 gewesen. Das haben selbst langjährig dienende Feuerwehrleute nicht vorzuweisen.

**Benefits**
Vorteilhafte Eigenschaften wie Mut, Einsatzbereitschaft, Furchtlosigkeit und Hilfsbereitschaft sind nur einige, die in Bezug auf ADHS eher unter »Risikobereitschaft« zusammengefasst und tendenziell gefürchtet werden. Manche Eltern von Kindern mit ADHS machen sich zwar nicht ohne Grund Sorgen, wenn diese mal länger draußen herumtollen. Immer müssen sie auf die höchsten Bäume klettern, am schnellsten mit dem Rad fahren, täglich neue Stunts ausprobieren. Ihre Knie sind dauernd aufgeschlagen, oft kommen sie mit ärgeren Verletzungen nach Hause.
Oft sind es diese Kinder, die später als Erwachsene Extremsportarten ausüben wie z. B. Paragliding, Motocross, Bungee-Jumping oder Ähnliches.

Aber mutige Leute braucht die Menschheit – ohne sie wären wir verloren. In jedem Fall sind diese Eigenschaften ein wunderbares Potenzial, eines, auf das auch die Eltern stolz sein können.

⏭ **Fall 15: Input-Sucht?**
**Wir finden: unersättlicher Wissensdurst**
Laura ist 13. Sie will immer alles wissen und sich mit allem Möglichen gleichzeitig beschäftigen, auffällig mehr als andere in ihrem Alter. In ihrer Familie, der Nachbarschaft und sogar in der Schule hat sie den Spitznamen »Wikimädia«. Dieser bislang nicht ganz wohlwollend gemeinte Name hat seit einiger Zeit einen neuen Stellenwert: Laura hat sich, ohne es jemandem mitzuteilen, zu einem Wissenswettbewerb angemeldet und diesen mit Bravour gewonnen. Was sie nicht wissen konnte: Das Finale der klügsten Teenager-Köpfe der Stadt ist für einen lokalen Radiosender aufgezeichnet worden. Seither ist sie nicht nur in der Schule eines der absolut angesagtesten Mädchen, sondern auch in ihrem privaten Umfeld. Dass sie immer noch unzählige angefangene Projekte offen hat und permanent neue beginnt, stört zumindest innerhalb ihrer Familie mittlerweile keinen mehr. Diese vielen unterschiedlichen Projekte sind nämlich offensichtlich die Quelle ihres immensen Wissens. Jetzt sind alle stolz auf Laura.

*Niemand ist so uninteressant wie ein Mensch ohne Interesse.*
Thomas Browne

### Benefits

Unersättliche Neugier, unstillbarer Wissensdurst, ständige Offenheit für Neues und damit auch der permanente Mut, Dinge zuerst auszuprobieren, bevor man sie als nicht durchführbar abtut: dies sind durchwegs positive Attribute, die offensichtlich mit der Input-Sucht von uns ADHS-Betroffenen Hand in Hand gehen. Selbst beim besten Willen können Philipp und ich nichts Falsches daran finden. Man muss diese besondere Gabe nur zu nutzen wissen.

*Unersättlichkeit wandelt sich erst in Ehrgeiz,*
*später in andere leidenschaftliche Kräfte um.*
Rega Schaefgen

### ▶▶| Fall 16: Vorlautes Plappermaul?
### Wir finden: sprachliche Eloquenz

*»Du hörst ja überhaupt nicht mehr auf zu schwatzen und deine andauernden unaufgeforderten Zwischenrufe zehren auch an meinen Nerven«*, sagt die Deutschlehrerin zu dem zehnjährigen Thomas. Doch ihre Stimme klingt versöhnlicher, als sie fortfährt: *»Obwohl ich deine dazwischengerufenen Antworten gut finde, weil sie selten falsch sind. Du hast ein großes Mitteilungsbedürfnis. Also erlaube ich dir, dich von nun an in meiner Stunde ausgiebiger mitzuteilen: Wenn du willst, darfst ab heute an meiner Stelle der Klasse meine Stundenwiederholungen vortragen. So habe ich zum ersten Mal einen Schüler als Assistenten.«*

Thomas glaubt seinen Ohren nicht zu trauen: Anstatt ihn für das ständige Plaudern mit den Nachbarn und sein ständiges Dazwischenrufen zu bestrafen, hat die Lehrerin ihn anscheinend soeben »befördert«?

Es stimmt. Frau Weber besitzt eine sehr hohe Empathie: Sie spürt das Mitteilungsbedürfnis des hyperaktiven Jungen, aber auch seine bemerkenswerte sprachliche Eloquenz. Als Mittelschullehrerin für Deutsch hat sie gleich in den ersten Wochen den außergewöhnlich umfangreichen Wortschatz des Jungen erkannt. Also ist Förderung für die Pädagogin viel eher angebracht als Bestrafung. Thomas hat den »Job« sofort angenommen, impulsiv wie er ist.

**Benefits**

Sprachliche Begabung, großer Wortschatz, Ausdrucksfähigkeit und hohes Mitteilungsbedürfnis sind für etliche Tätigkeiten mehr als nützliche Begleiterscheinungen. Wir Menschen mit ADHS sind aufgrund unserer Ausdrucksfähigkeit deshalb nicht selten in Berufen wie Schauspielerei, Moderation, Werbung, Film und Fernsehen zu finden. Dort sind »Plappermäuler« mit großem Wortschatz die wahren Juwelen der Branche, zumal bei uns häufig auch Extrovertiertheit, Charisma, Witz und hohes Einfühlungsvermögen hinzukommen. Wie wir in Bezug auf Thomas gesehen haben, ist häufig schon im Kindesalter diese besondere Affinität zu sprachlichem Ausdruck ein durchaus förderungswürdiger Benefit.

### ▶▶| Fall 17: Chaotische Planlosigkeit?
**Wir finden: intuitives Handeln**

Sandra war immer schon eine Chaotin gewesen, in der Pubertät ist es noch mehr geworden. Zimmer, Schreibtisch, Tagesabläufe, Schulvorbereitungen – alles hat sich mit dem einen Prädikat versehen lassen: Planlosigkeit. Für ihre eher ordnungsliebende Mutter war dies einigermaßen belastend. Kurz nach ihrem 24. Geburtstag hat Sandra ihren ersten Praktikumsplatz als Ärztin der Notfallmedizin erhalten, eine Arbeit, in der sich Sandras Fähigkeiten, spontan und intuitiv handeln zu können, mit Sicherheit bewähren werden. In einer Notaufnahme herrscht vor allem Chaos im Alltag, ein Umfeld also, das Sandra gut kennt und das ihr vertraut ist.

**Benefits**

Spontaneität, intuitives Handeln und die Fähigkeit zur schnellen Umstellung auf neue Situationen – im Kontext von ADHS als »Planlosigkeit« problematisiert – werden nicht selten in hoch dotierten Stellenangeboten als wichtige Anforderungen gefragt.

Sandras pragmatisch denkende Mutter hat kein ADHS, sie scheut und fürchtet das Chaos. Ihre Tochter jedoch ist durch chaotische Zustände nicht aus der Ruhe zu bringen, weil diese zu ihrem Selbstverständnis gehören. Gerade chaosfeste Menschen werden in etlichen Arbeitsbereichen dringend gebraucht.

▶▶▎ **Fall 18: Leichte Ablenkbarkeit?**
**Wir finden: hohe Kreativität**

Jennifer, 13, lässt sich buchstäblich von jeder Kleinigkeit ablenken. Vor allem bei Arbeiten, die nach Pflicht riechen wie Hausübungen, lenken sie schon vor dem Fenster hinunterfallende Blätter und jede sirrende Fliege sofort ab. Diese Aufmerksamkeit für Details jedoch ist es, die ihre selbst kreierten Schwarz-Weiß-Grafiken und ihre Aquarelle unvergleichlich macht: ein Hobby, in dem sie seit einiger Zeit vollständig aufgeht. Dabei wird es nicht bleiben: Die Aufnahmeprüfung in eine höhere grafische Lehr- und Versuchsanstalt hat sie schon mit Auszeichnung bestanden.

*Benefits*

Mag sein, dass wir leicht abzulenken sind, doch die meisten Fachleute sind inzwischen einig darin, dass gerade die Ablenkbarkeit durch Kleinigkeiten mit einem außergewöhnlich starken Gefühl für Details und daher mit besonderer Kreativität einhergeht.
*»Warum beschwert sich dann eigentlich noch irgendwer, dass wir so leicht ablenkbar sind?«*
Beruhige dich, Philipp, niemand beschwert sich hier …

*Ablenkbarkeit und Sprunghaftigkeit können bei
positiver Gesamtentwicklung zu höchster Kreativität reifen.*
Rega Schaefgen

▶▶▎ **Fall 19: Unberechenbare Sprunghaftigkeit?**
**Wir finden: perfekte Sofortumschalter**

Der 10-jährige Ralf fällt durch sein sprunghaftes Verhalten auf. Kaum etwas, das er begonnen hat, zieht er bis zu Ende durch. Sobald sich etwas anderes in seiner Umgebung tut, widmet er sich auf der Stelle schon jener neuen Sache. Dies schlägt sich auch im Unterricht schriftlich und mündlich nieder: Nicht selten können Lehrer und Mitschüler seinen Gedankensprüngen nur schlecht folgen. Aber seit einiger Zeit fällt zumindest Ralfs Turnlehrer nicht mehr nur die Schwäche des Jungen auf, sondern dessen herausragende Fähigkeit, blitzschnell reagieren oder sich mühelos umgehend auf eine plötzlich wechselnde Grundsituation einstellen zu können. Dies schlägt sich im probeweise neu eingeführten Mannschaftssport Football positiv nieder. Vor

Kurzem haben auch Ralfs Eltern von diesen erfreulichen Fähigkeiten ihres Sohnes erfahren und sind dem Lehrer sehr dankbar.

**Benefits**
Hinter der vermeintlichen Schwäche, sich um jede neue Situation sofort kümmern zu müssen, sich also sprunghaft neu zu orientieren, stecken zwei der nützlichsten Fähigkeiten eines Menschen mit ADHS: schnelles Reagieren und – damit verbunden – blitzartiges Umstellen auf eine vollkommen andere Situation als die, in der man sich gerade befindet. »Sofortumschalter« nennt man solche Persönlichkeiten.

*»Schon mal daran gedacht«, fragt Philipp dazwischen, »dass Ihr ADHS-betroffenes Kind solch ein genialer Sofortumschalter sein könnte? Menschen dieses Typs sind nämlich auch in der Lage, Gefahrensituationen blitzartig zu erkennen, einzuschätzen und folgerichtig darauf zu reagieren. Eigentlich schon wieder kein großer Nachteil, wie mir scheint, oder?«*

## ▶▶| Fall 20: Heftige Stimmungsschwankungen?
### Wir finden: seismografische Antennen
Lisa hat eine schlimme Zeit durchgemacht, bevor sie von ihrem ADS gewusst hat: Seit ihrem zehnten Lebensjahr hat man sie auf Depressionen behandelt. Zum Glück hat eine aufmerksame Lehrerin damals die richtige Vermutung gehabt und so hat knapp nach ihrem 14. Geburtstag die tatsächlich zutreffende Diagnose ADS gestellt werden können. Seither wird sie anders und offenbar erfolgreich behandelt. Trotzdem hat Lisa immer noch extreme Stimmungsschwankungen: Immer wieder mal ist sie »himmelhoch jauchzend« oder »zu Tode betrübt«, was bei ADHS-Betroffenen keine Seltenheit ist.
Seit Lisas Eltern allerdings erkannt haben, dass ihre sensible Tochter sehr stark die jeweiligen Befindlichkeiten der Familienmitglieder spürt und widerspiegelt, können sie sehr viel entspannter mit den Stimmungen ihrer Tochter umgehen. Der ebenfalls sehr einfühlsame Vater »nutzt« seine mittlerweile 15-jährige Tochter häufig als Stimmungsbarometer in der Familie: schließlich sind da noch zwei Brüder von neun und elf Jahren und eine 13-jährige Schwester, die langsam in die pubertäre Phase eintritt. Durch Lisas hohe Empfindlichkeit für Stimmungen fällt es geradezu kinderleicht, schon lange vor mancher Eskalation Spannungen abzubau-

en. Der Vater braucht Lisa nur kurz anzuschauen: wenn sie sich gut fühlt, passt die Stimmung in der Familie. Wirkt sie jedoch niedergeschlagen, stimmt etwas im Umfeld nicht. Ein durchaus positiver Aspekt, wenn man ihn zu nutzen versteht.

### Benefits

Mögen gedrückte Stimmungen bei uns ADHS-Betroffenen auch häufig sein, zeigen sie doch nur eindrucksvoll, wie stark unsere Empfänglichkeit für Umgebungsstimmungen ist. Keine Frage von Depressionen: Wer immer sich als Elternteil oder Partner auf unsere Befindlichkeiten einlässt, kann möglicherweise sein eigenes momentanes Verhalten darin erkennen. Also, Augen auf für die positive Seite: Vielleicht bietet niedergeschlagen wirkendes Verhalten von uns auch die Möglichkeit für eine Veränderung der eigenen jeweiligen Gemütsverfassung.

### ▶▶ Fall 21: Auffällige Hypersensibilität?
### Wir finden: hohe Empathie

Dieter war schon als kleiner Junge höchst sensibel. Die ADHS-Diagnose im zarten Alter von elf Jahren mit anschließender Therapie hat daran auch nicht viel geändert. Heute, mit 27, ist der junge Mann ausgebildeter Lebens- und Sozialberater. Seine Empfindsamkeit für die Nöte und Schwächen anderer Menschen nennen seine Kollegen und Vorgesetzten »Empathie«. Nicht jeder in seiner Dienststelle ist so einfühlsam wie Dieter, wenn es um die meistens sehr schwierigen Klienten geht. Deshalb wird er von allen hoch geschätzt.

### Benefits

Empathie bzw. Einfühlsamkeit ist die glänzende »Vorderseite« der für uns typischen Hypersensibilität. Nur wer hochsensibel ist, kann sich auch mühelos und damit intensiv auf andere einstellen. Besonders in sozialen Berufen, aber auch im Freundeskreis und in diversen anderen Teams, mit denen man im Laufe des Lebens zu tun hat, wird diese nicht allzu häufige Fähigkeit unschätzbare Vorteile mit sich bringen.

Sie werden sicher erkannt haben, dass diese Eigenschaft sehr stark mit den zuvor beschriebenen Stimmungsschwankungen verknüpft ist.

## ►►| Fall 22: Stets im Mittelpunkt?
### Wir finden: charismatische Führungsqualität

Fabian ist zwölf Jahre alt. In seiner Klasse und im Sportclub steht er meistens im Mittelpunkt. Nicht selten haben ihm deswegen schon andere Jungs den Kampf angesagt, obwohl Fabian alles andere als ein aufdringlicher Wichtigtuer ist. Doch seit einiger Zeit haben solche Anfeindungen aufgehört.

Unser Verein KiddyCoach hat in vier Klassen an Fabians Schule das »Projekt Dream Team« als Schulversuch eingeführt. Dort haben kleine Teams unter der Leitung ausgewählter Schüler oder Schülerinnen erweiterte Kompetenzen bei schulischen Veranstaltungen in- und außerhalb des Hauses erhalten. »Formelle Rollen« heißt dies in der Gruppendynamik, einem pädagogischen Teilbereich. Einige der Teams halten sogar einzelne Unterrichtseinheiten selbstständig ab. Der Projektleiter hat schon beim ersten Casting gespürt, dass Fabian eine starke Ausstrahlung hat und hat ihn deshalb ohne lange Interviews spontan als einen der Teamleiter für eine siebenköpfige Crew eingesetzt. Die Entscheidung hat sich bis heute als richtig erwiesen: Sein Team ist ganz vorn auf dem Weg zum Sieg. Der Titel »Dream Team« wird am Ende jener Kleingruppe verliehen, die am besten angeleitet und als Team geführt wird. Was der führungstechnisch begabte Fabian noch nicht weiß: Er wird wahrscheinlich die anderen elf Mitbewerber im Kampf um den Ehrentitel »Top-Assist-Manager« ebenfalls ausstechen können und damit als bester der Team-Leader aus dem Projekt hervorgehen.

### Benefits

Extrovertiertheit, Einsatzbereitschaft, Einfühlungsvermögen, sprachliche Begabung, hohe Belastbarkeit, der Wunsch zu funktionieren und für andere alles perfekt zu machen, dadurch gebraucht zu werden – alle diese Eigenschaften paaren sich bei vielen ADHS-Betroffenen mit der fehlenden Scheu vor chaotischen Situationen. Dies sind keinesfalls schlechte Voraussetzungen, wenn man Verantwortung für andere übernehmen will. Dazu kommt bei manchen von uns eine charismatische Ausstrahlung, die besonders dann zu Höchstform aufläuft, wenn wir von den uns anvertrauten Personen die Anerkennung und – möglichst merkbare – Akzeptanz zurückbekommen. Die Führungsqualitäten, die oft in uns stecken, korrespondieren mit der Affinität zum Entertainment, über die wir in Bezug auf sprachliche Eloquenz bereits geredet haben.

Im Gegensatz zu Menschen ohne ADHS, die ebenfalls eine charismatische Ausstrahlung haben, müssen *wir* es zuerst glauben können. Darum, liebe Eltern, **sagen** Sie es uns einfach hin und wieder, dass wir eben eine ganz besondere Ausstrahlung besitzen. Dann werden wir sie wahrscheinlich irgendwann mit langsam steigendem Selbstbewusstsein auch einsetzen.

> *Bin ich das wirklich, was andere von mir sagen?*
> *Oder bin ich nur das, was ich selbst von mir weiß?*
> Dietrich Bonhoeffer

### ▶▶| Fall 23: Hansdampf?
### Wir finden: überall einsetzbar

In diesem Zusammenhang möchte ich mich erneut selber als Beispiel hernehmen:

Nicht selten bin ich seit Beginn meiner beruflichen Laufbahn als »Hansdampf in allen Gassen« bezeichnet worden. Zuweilen habe ich den Leuten bei dieser Zuschreibung sogar recht geben müssen. Schließlich habe ich mich auch selbst als ein ewig Suchender empfunden. Im Alter von 25 Jahren waren in meinem Lebenslauf bereits sechs verschiedene Firmen aufgelistet und nebenbei habe ich in dieser Zeit bereits ein kleines Fachgeschäft erworben und dieses mit drei Mitarbeitern sechs Jahre lang geführt.

Fünfmal in meinem Leben habe ich komplett die Branche und meinen Lebensweg verändert: Von meinen Anfängen als Betriebstechnik-Ingenieur weiter zum technischen Verkauf, zu einer Tätigkeit als EDV-Administrator und schließlich sogar EDV-Lehrer bis zu einer elf Jahre dauernden Laufbahn als Reiseleiter in einem Touristikbüro für Senioren. Die Reiseroute ist kreuz und quer durch die Welt verlaufen: der perfekte Fahrplan also für einen Ruhelosen.

Eine Tätigkeit jedoch hat mich nahezu mein ganzes Leben hindurch begleitet: die intensive außerschulische und schulische Jugendarbeit, die Arbeit mit »verhaltensoriginellen« Kindern und Jugendlichen und schlussendlich der Einsatz als Fachmann und Berater in Erziehungsfragen. Ohne diese überaus erfüllende Tätigkeit hätte ich all die Jahre in Industrie und Privatwirtschaft wohl kaum überstanden. Schließlich sind besonders wir von ADHS betroffenen Menschen nur dann wirklich glücklich, wenn wir unsere wahre Berufung erkennen und ausüben können. Meine ganz persönliche Berufung als Pädagoge lebe ich wahrlich mit Hingabe – mittlerweile in den Teilbereichen Beratung, Elternbildung, Jugend-Intensivbe-treuung und als Gast-Dozent an der Pädagogischen Hochschule – aus. Und meine außerdem schon immer vorhandene Leidenschaft zu schreiben schlägt hier nun in einem mittlerweile dritten Werk zu Buche.

## Benefits

Was man speziell in unserem europäischen Lebensraum eben mit der etwas abfälligen Bemerkung »Hansdampf in allen Gassen« versieht, würde in anderen Kulturräumen, wie zum Beispiel auf dem amerikanischen Kontinent, wo ich zusammengenommen immerhin mehr als eineinhalb Jahre zugebracht habe, mit dem Wort »flexibel« bezeichnet werden. Flexible, also überall einsetzbare Menschen sind drüben, in der Neuen Welt, hoch gefragte und ebenso bezahlte Top-Arbeitskräfte. Wie dem auch sei: Unter uns Erwachsenen mit ADHS finden sich eben ausgesprochen oft Persönlichkeiten, deren Lebenslauf schon lange nicht mehr auf eine Seite passt. Zu oft haben wir unseren Job gewechselt, zu selten haben wir uns längere Zeit mit einer einzigen Beschäftigung befriedigt gefühlt. Doch diejenigen Eltern, die schon jetzt ein unstetes oder gar zielloses Leben ihrer Kinder befürchten, kann ich nur fragen: Was soll daran falsch sein? Vielleicht steht ja gerade Ihr Kind eines Tages in einer Reihe mit jenen nachfolgenden Namen berühmter Menschen, denen man ebenfalls nachsagt, sie seien von ADHS betroffen gewesen, jeder von ihnen dürfte auf seine Art ein Hansdampf in allen Gassen gewesen sein:

**Leonardo Da Vinci** – Maler, Bildhauer, Architekt, Anatom, Mechaniker, Ingenieur, Naturphilosoph
**Sir Isaac Newton** – Physiker, Mathematiker, Astronom, Alchemist, Philosoph, Verwaltungsbeamter
**Galileo Galilei** – Mathematiker, Physiker, Astronom
**Alexander Graham Bell** – Sprachtherapeut, Erfinder, Großunternehmer
**Thomas Alva Edison** – Erfinder (mehr als 2000 technische Neuerungen aller Art), Unternehmer (Gründer von General Electrics)
**Sir Winston Churchill** – Premierminister, Finanzminister, Lordadmiral, Historiker, Nobelpreisträger für Literatur
**Napoleon Bonaparte** – Stratege, General, Staatsmann und ein Multitalent
**Benjamin Franklin** – Verleger, Staatsmann, Schriftsteller, Naturwissen-

schaftler, Erfinder, Naturphilosoph, Freimaurer, gilt als Mitbegründer der USA

**Nostradamus** – Unternehmer, Arzt, Astrologe, Dichter

**Pablo Picasso** – Maler, Grafiker, Bildhauer

**Steven Spielberg** – Regisseur, Produzent, Drehbuchautor, Schauspieler

**Neuer Blickwinkel**

Sicher haben Sie schon erkannt, dass viele Vorteile und versteckte Potenziale sich oft erst im Erwachsenenalter entfalten. Das heißt jedoch keinesfalls, dass die erstaunlichen Fähigkeiten nicht schon früher da wären, sondern dass Lehrer oder auch Eltern vielfach viel zu stark auf die natürlich auffälligen Probleme und Schwierigkeiten achten und damit in erster Linie *diese* in den Blickpunkt der Aufmerksamkeit rücken.

> *Mancher Mensch hat ein großes Feuer in seiner Seele,*
> *und niemand kommt, um sich daran zu wärmen.*
> Vincent van Gogh

Vielleicht fällt es nach der Lektüre dieses Buches manchen Eltern oder Betreuenden leichter, die positiven Aspekte im Verhalten von ADHS-betroffenen Kindern, Jugendlichen oder jungen Erwachsenen zu registrieren und dies den Betroffenen gegenüber so früh wie möglich deutlich zu vermitteln.

Auf die besonderen Potenziale für Beruf und Karriere kommen wir noch ausführlicher zu sprechen.

*Zuvor muss ich mal wieder Philipp kurz das Wort erteilen, weil er sonst ja keine Ruhe gibt …*

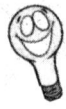

**ZAPPELPHILIPPS TOP-TIPPS**

Wenn ihr euch schon mal sicher seid, dass euer Kind ADHS hat, dann schaut bitte einfach mal unauffällig, dafür aber umso genauer hin, welche Fähigkeiten in ihm stecken, die vielleicht bloß mit einem kleinen Anstoß geweckt werden müssen. Glaubt mir: Es gibt sie!

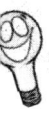 Weil wir ständig mit unserem mangelnden Selbstwertgefühl zu kämpfen haben, tut es uns unglaublich gut, wenn ihr uns öfter mal eine begeisterte Rückmeldung auf unsere positiven Seiten gebt.

*Erfolg besteht darin, dass man genau die Fähigkeiten hat,*
*die im Moment gefragt sind.*
Henry Ford

# POTENZIALE PART 2
## Mehr innere Werte als Äußerlichkeiten?

Dass insbesondere ADHS-betroffene Kinder oft Multitasking-Genies, Last-Minute-Spezialisten und Improvisationskünstler sein können, habe ich in den vorigen Kapiteln ausgeführt. Bei all den genannten Eigenschaften ist es vornehmlich um äußere positive Merkmale gegangen. Im Folgenden möchte ich mich verstärkt den inneren Werten widmen, d. h. den besonderen Persönlichkeitsmerkmalen ADHS-Betroffener. Wie schon zuvor gilt selbstverständlich auch jetzt: Nicht alle genannten Merkmale treffen auf alle ADHS-Betroffenen zu, die Ausführungen sind nicht allgemeingültig, sondern fächern mögliche bzw. häufig zu beob-achtende Erscheinungsbilder auf.

### ADHS-Profilstudie
Bis jetzt haben Philipp und ich ja bloß die Behauptung aufgestellt, dass die meisten von uns häufig aufgeschlossen, neugierig, wissbegierig, begeisterungsfähig und energiegeladen sind. Auch habe ich etliche Fallbeispiele aus meinem Arbeitsalltag angeführt, die unsere Behauptung belegt haben.
Deshalb holen wir uns lieber jetzt noch ein wenig »offizielle Rückendeckung«.

2002 hat der deutsche Bundesverband Arbeitskreis Überaktives Kind in Zusammenarbeit mit der Charité der Humboldt Universität in Berlin eine Befragung von rund 2000 Eltern in Deutschland und Österreich durchgeführt. Die Wissenschaftler haben mit ihrer groß angelegten »ADHS-Profilstudie« unter anderem versucht herauszufinden, was Eltern an ihren von ADHS betroffenen Kindern in ihrem bisherigen Zusammenleben als positiv wahrgenommen haben.

Das erstaunliche Ergebnis war, dass 76% der Eltern die außerordentliche Sensibilität ihrer Kinder als den positivsten Aspekt des gesamten ADHS-Komplexes empfunden haben.
Ich selbst möchte diese positive Seite unbedingt bestätigen. Obwohl diese Überempfindlichkeit manchmal sehr anstrengend für uns ist, wir da-

durch leicht verletzbar sind und deshalb immer wieder auch unangemessen überreagieren, so bedeutet sie doch vor allem eine große persönliche Qualität, die mit sozialen, »menschlichen« Fähigkeiten wie unserem tiefen Einfühlungsvermögen einhergeht.

Um den Bericht über die zuvor erwähnte Studie zu vervollständigen: 68% der interviewten Eltern befanden die unersättliche Neugierde ihrer Kinder als positiv, 67% den ausgeprägten Gerechtigkeitssinn und 64% ihre ausgeprägte Fantasie.
Diese Ergebnisse werden hoffentlich auch Ihnen, liebe Leser, als Eltern und Bezugspersonen ADHS-betroffener Kinder Mut machen, ihre inneren Werte ab nun ebenfalls so hoch einzuschätzen.

### ... und noch immer kein Ende

... im Gegenteil: Jetzt geht es erst richtig los mit unserer Aufzählung der positiven inneren Werte, die ADHS-betroffene Kinder und Erwachsene in den meisten Fällen auszeichnen.

*Tu, was du kannst, mit dem, was du hast, wo immer du bist.*
Theodore Roosevelt

### Offen und tolerant

Die schon beschriebene Reizoffenheit macht auch die Persönlichkeit eines ADHS-betroffenen Menschen sehr offen für so ziemlich alles. Dabei ist es egal, wie schräg, seltsam oder unpopulär die Eindrücke auch sein mögen: ADHS-betroffene Menschen möchten sich am liebsten mit möglichst *allem* näher beschäftigen. Das macht sie zu guten Gesprächspartnern sowie durchaus fähigen und wissbegierigen Mitarbeitern in so ziemlich allen beruflichen Kontexten. Offene Menschen, die für alles Neue zu haben sind, werden in der Regel als liebenswerte und sympathische Zeitgenossen empfunden.

### Ehrlich und geradlinig

Unser Drang, ständig mit allem herausplatzen zu müssen, ohne warten zu können, bis wir gefragt werden, geht oft mit Geradlinigkeit und Aufrichtigkeit einher. Dass das für uns selbst nicht immer ohne Schwierigkeiten abgeht, liegt auf der Hand. Möglicherweise sind ADHS-Betroffene manchmal zu aufrichtig, zu direkt. Wer allzu ehrlich ist, fällt häufig nicht nur auf, sondern auch auf irgendetwas *herein*. Doch für die meisten unserer Mitmenschen ist gerade unsere Direktheit oft sehr erfrischend.

*Jede kleine Ehrlichkeit ist besser als eine große Lüge.*
Leonardo da Vinci

### Gerecht und unparteiisch

Viele von uns können in ihrem Umfeld entstehende Ungerechtigkeiten fast körperlich spüren und werden sich in solchen Situationen entsprechend gerecht und möglichst unparteiisch zu verhalten bemühen, was wiederum als weitgehend angenehm von dem jeweiligen Umfeld empfunden wird. Insofern ist unser ausgeprägter Gerechtigkeitssinn sicherlich als Benefit zu werten.

### Großherzig und freigiebig

Viele ADHS-Betroffene zeichnen sich durch Großzügigkeit und Freigiebigkeit aus, manche verbinden damit auch Toleranz, Gutmütigkeit oder Selbstlosigkeit.

Den meisten Jugendlichen und jungen Erwachsenen mit ADHS, die mir bisher begegnet sind, würde ich die Eigenschaft der Selbstlosigkeit zuschreiben, was manchmal gefährlich nahe an *Selbstaufgabe* heranreichen kann.

### Ideenreich und kreativ

In unmittelbarem Zusammenhang mit Input-Sucht, Impulsivität und Ablenkbarkeit steht – andererseits – oft ein Strom von Ideen, laufend neuen Impulsen und Kreationen, die wir ADHS-Betroffenen ständig zu entwickeln vermögen.

Ich möchte Sie darauf hinweisen, dass es für Sie äußerst spannend sein kann, den Ideenreichtum Ihres Kindes zu erforschen!

*Kreativität kann man nicht aufbrauchen.*
*Je mehr man sich ihrer bedient, desto mehr wächst sie.*
Prof. Dr. Maya Angelou

### Impulsiv und spontan

Unsere Impulsivität und Spontaneität, die uns in der Zeit des Stillsitzenmüssens in der Schule zum Problem gereichen, weshalb wir – wegen unseres

Zappelns – unangenehm auffallen, werden später in vielen Berufen zu unschätzbar wertvollen Attributen. Außerdem nutzt Impulsivität an so manchem Arbeitsplatz auch unserer Durchsetzungsfähigkeit, bei der uns sonst wohl unser mangelndes Selbstwertgefühl stärker im Weg stehen würde.

*Impulsivität kann zu Lebendigkeit, Energie und Spontaneität werden.*
Rega Schaefgen

### Begeisterungsfähig und leidenschaftlich
Himmelhoch jauchzend – zu Tode betrübt: Das bedeutet auch, begeisterungsfähig und leidenschaftlich zu sein. Im Verlauf meiner langjährigen Arbeit mit Kindern habe ich immer diejenigen am deutlichsten in Erinnerung behalten, deren Begeisterungsfähigkeit besonders ausgeprägt war. Ich kann mir keine Eltern oder Partner vorstellen, die sich wünschten, dass ihr Kind oder Partner emotionslos, fad und ohne jeden Enthusiasmus neben ihnen her lebt. Das wird ihnen mit uns ADHS-Betroffenen wohl auch nicht passieren.

### Verlässlich und präzise
Obwohl ADHS-betroffene Menschen über kein ausgeprägtes Zeitempfinden verfügen, sind sie paradoxerweise doch pünktlich und verlässlich. Dies hängt mit dem Wunsch zusammen zu funktionieren sowie Anerkennung und Bestätigung zu erhalten. Es ist für ADHS-betroffene Kinder in der Regel selbstverständlich, ihre geliebten Bezugspersonen nicht enttäuschen zu wollen. Schon allein deshalb kann man als Vater oder Mutter mit Zappelphilipp zur Lösung von Problemen sehr gut Vereinbarungen treffen, die bei Vorschussvertrauen auch eingehalten werden.

### Sinnlich und zärtlich
Die ADHS-typische Übersensibilität betrifft den ganzen Menschen: d. h. nicht nur seine Psyche, sondern auch seinen Körper. Menschen mit ADHS reagieren insofern sehr feinfühlig auf Körper- bzw. Hautkontakt und agieren auch entsprechend.
So sind Kinder häufig sehr zärtlichkeitsbedürftig, als Erwachsene dann meistens sehr feinfühlig und zärtlich im Umgang mit dem Partner.
Was natürlich nicht heißt, dass das Zusammenleben mit einem Zappelphilipp oder einer Chaosprinzessin ein Leben lang nur Harmonie bedeutet. Ich weiß, wovon ich spreche ...

## Hilfsbereit und selbstlos

Die nahezu allen ADHS-betroffenen Menschen eigene Hilfsbereitschaft möchte ich hier noch einmal hervorheben. Ich habe lange versucht herauszufinden, warum ausgerechnet diese Eigenschaft auf fast alle von uns zutrifft, und bin zu dem Schluss gekommen, dass es hierbei im Kern um unser angeknackstes Selbstwertgefühl geht: Je mehr wir helfen können, je selbstloser wir uns unseren Mitmenschen gegenüber verhalten, desto eher bekommen wir die für uns lebensnotwendige persönliche Anerkennung. Wir werden gemocht, akzeptiert und fühlen uns gebraucht. So ist diese positive Eigenschaft möglicherweise nichts anderes als purer Egoismus. Doch selbst wenn es jetzt so klingen sollte: negativ ist das nicht, es bleibt nämlich in jedem Fall eine Qualität. Außerdem: Wer in unserer Gesellschaft ist schon hilfsbereit ganz und gar ohne jeden persönlichen Nutzen?

*»Wir ADHS-betroffenen Kinder natürlich!«*

Philipp, jetzt mach aber mal halblang. Es hat dich keiner gefragt. An dieser Stelle allerdings nur ...

> *Ein guter Mensch ist zuverlässiger als eine steinerne Brücke.*
> Marc Aurel

## Tierlieb und naturverbunden

Gemeinsam ist vielen von uns auch eine generelle Tierliebe sowie eine tiefe Verbundenheit mit der Natur.

Auch das dürfte vor allem mit einem mangelnden Selbstwertgefühl in Zusammenhang stehen. Im Umgang mit Tieren ist dieses Defizit allerdings ohne jede Bedeutung. Tiere mögen uns so, wie wir sind, sie akzeptieren uns fraglos, ohne über irgendeinen Mangel oder ein Fehlverhalten zu urteilen. Es ist ihnen egal, ob wir zappelig, unaufmerksam oder zerstreut wirken.

Daher liegt nahe, dass ein Auskommen mit Tieren für viele ADHS-Betroffene leichter lebbar ist als mit Menschen.

Deshalb ist es kein Zufall, dass unser Verein Kiddycoach ADHS-betroffenen Kindern sehr erfolgreich mittels tiergestützter Pädagogik hilft, viele ihrer Probleme zu meistern. Hierbei versichern wir uns der Mitarbeit des Kindertierkreises Artemis, dessen Internet-Adresse ich gerne an dieser Stelle veröffentlichen möchte: **artemis@kindertierkreis.at**

In der Folge möchte ich der Frage nachgehen, ob ADHS mehr Leidensdruck oder aber durchaus mehr Lebensqualität erzeugt.

*Eine Hauptaufgabe des menschlichen Lebens ist,*
*eine positive Einstellung zu sich selbst zu gewinnen.*
Erwin Ringel

# POTENZIALE PART 3
## Mehr Lebensqualität als Leidensdruck?

**In diesem Abschnitt des langen Zyklus der positiven Aspekte möchte ich Ihnen fünf besondere ausgesuchte Potenziale vorstellen, die in Zusammenhang mit ADHS stehen und die Lebensqualität betreffen – trotz oder gerade wegen ADHS.**

### Hohe Altersqualität

Etliche Studien und Forschungsergebnisse haben im Verlauf der letzten Jahre erwiesen: ADHS-Betroffene haben tolle Chancen auf eine hohe Lebensqualität im Alter. Das gilt natürlich nur, sofern manche Unvorsichtigkeit und zuweilen auch körperlicher Raubbau nicht schon zuvor einen anderen Effekt ausgelöst haben und sofern sie auch ansonsten gesund und bewusst leben.

Die Annahme einer guten Altersqualität ist aber keine mystische Glorifizierung des Phänomens ADHS, sondern eine ganz logische Folge des lebenslangen Bewegungsdrangs, des unersättlichen Wissensdursts sowie auch der hohen Auffassungsgabe und der rationalen Intelligenz.

Mittlerweile bezweifelt kein namhafter Hirnforscher mehr, dass uns nicht allein die körperliche Fitness im Alter bei guter Gesundheit hält, sondern vor allem auch das Training unseres Gehirns. Hometrainer mögen dem Körper sicher guttun, die Impulskontrollstörung eines Menschen mit ADHS bietet jedoch ein anstrengendes und lebenslanges Powertraining für das Gehirn.

### Schlank und sportlich

Einem Kind mit ADHS muss es allein aufgrund seiner permanenten Aktivität und Getriebenheit schwerfallen, Fett anzusetzen. Das gilt allerdings vor allem für jene Kinder mit der Komponente »Hyperaktivität«. Denn die hält offenbar schlank: In meiner langjährigen Arbeit mit ADHS-betroffenen Kindern und Jugendlichen habe ich überdurchschnittlich viele asketische, drahtige und ziemlich sportliche Typen angetroffen. Nur extrem selten waren Übergewichtige unter ihnen.

## Scharfer Blick, feine Nase

Aufgrund der hohen Reizoffenheit sind auch die Sinne eines ADHS-be-troffenen Menschen immens geschärft – kein Nachteil, wenn man weiß, wie man sie gezielt einsetzt. Helfen Sie Ihrem Kind dabei, dies zu erken-nen, und motivieren sie es, seine sensiblen Sinne vielfach einzusetzen und sogar weiter zu schärfen. Vielleicht versteckt sich gerade hinter die-sen sinnlichen Potenzialen die spätere Berufung.

## Völliges Aufgehen

Das oftmals als Schwäche bezeichnete Hyperfokussieren auf bestimmte Tätigkeiten kann dann zu einem unschätzbaren Vorteil werden, wenn eine Beschäftigung gefunden wird, in der ein ADHS-Betroffener voll-kommen aufgehen kann. Dann zählt auf einmal nichts Nebensächliches mehr, kann kaum mehr etwas ablenken. Es ist dann für Angehörige ein Erlebnis, mit anzusehen, wie sehr Schaffenskraft, Perfektionismus und Durchhaltevermögen einander ergänzen.

*Jeder Mensch hat vom Universum eine wahre und ihn vollständig erfüllende Begabung erhalten, die allein er voll und ganz zu nutzen befähigt ist.*
*Es gilt nur, sie zu finden.*
Weisheit der Aborigines, Australien

## Keine Langeweile

Fast alle Eltern von ADHS-betroffenen Kindern werden es mehr oder we-niger gern bestätigen: Langeweile ist kein Thema. Die Impulsivität von ADHS-Betroffenen und die damit verbundenen spontanen und oft wit-zigen Ideen glänzen zwar nicht durch hohes Sicherheitsbewusstsein, sorgen jedoch für atemberaubend viel Abwechslung, und zwar von frü-hester Kindheit an.

*Verstand und Genie rufen Achtung und Hochschätzung hervor,*
*Witz und Humor erwecken Liebe und Zuneigung.*
David Hume

## Achtung Ansteckungsgefahr!

Ich hoffe, dass Philipp und ich Ihnen so etwas wie einen nützlichen Virus eingepflanzt haben. Was liegt nun näher, als Sie, liebe Leser, dazu auf-zufordern, zur Vermehrung dieses Erregers beizutragen, indem Sie uns über weitere positive Eigenschaften und Potenziale Bericht erstatten, die Ihnen bei Ihrem ADHS-betroffenen Kind oder Partner aufgefallen sind. Nicht nur ich freue mich schon jetzt über Zuschriften, sondern wahrscheinlich auch viele meiner zukünftigen Leser und Zuhörer.

Für Ihre Anregungen: berater@kiddycoach.com

Für Ihren Besuch: www.kiddycoach.eu

# POTENZIALE PART 4
## Mehr Berufung als Beruf?

**Zum Abschluss meiner »Quadrilogie« über die Potenziale von ADHS möchte ich diese nun im Hinblick auf die späteren Chancen in Beruf und Familie beleuchten. Es handelt sich um einige bereits ausgeführte Aspekte, jedoch in einem speziellen Kontext.**

### Wenn wir einmal groß sind

Inzwischen erwachsene Klienten mit ADHS erzählen mir immer wieder, dass sie auch jetzt noch neue, unerwartete Fähigkeiten und Talente an sich entdecken oder neue Interessen entwickeln – überraschend für Familie, Freunde und Kollegen, aber auch zu ihrer eigenen Überraschung. Manche unter ihnen überdenken – dadurch ermutigt – ihren bereits eingeschlagenen Weg, orientieren sich um und widmen sich den Möglichkeiten, die sich für sie neu eröffnet haben.

*»Wir sind täglich anders«*, hat ein bekannter Philologe einmal über sich selbst und damit über sein eigenes ADHS gesagt.

Damit dies für Sie jedoch nicht überraschend bleibt, möchte ich Ihnen mit ein paar Beispielen zeigen, was aus Ihrem ADHS-betroffenen Kind einmal werden könnte, wenn Sie bestimmte Potenziale unterstützen und fördern.

### Künstler aus Berufung?

Sobald mir Kinder mit Verdacht auf ADHS vorgestellt werden, frage ich jedes Mal nach, ob sie gerne malen, Musik machen, Geschichten oder Gedichte schreiben oder den Drang verspüren, unentwegt schöpferisch tätig zu sein. Die Übereinstimmungen sind verblüffend: Nahezu alle Kinder oder Jugendlichen mit dieser Diagnose weisen große kreative Begabungen auf.

Wenn Eltern ihr Kind genau beobachten, seine spezifische künstlerische Begabung erkennen und entsprechend fördern können, bestehen größte Chancen, dem Kind zu verbesserter Aufmerksamkeit und mehr innerer Ruhe zu verhelfen und damit seinen Leidensdruck zu verringern.

Viele ADHS-betroffene Kinder sind beispielsweise musikalisch: eine Folge ihrer sensiblen Sinneswahrnehmung und damit auch des zumeist feinen Gehörs. Die Förderung dieser Musikalität kann viel bewirken, nicht zuletzt auch für den späteren beruflichen Werdegang.

Es ist kein Zufall, dass sich in künstlerischen Berufen viele Menschen mit ADHS finden. Ich habe eine weitere Liste mit einer Auswahl prominenter Namen zusammengestellt. Alle diese Menschen waren bzw. sind künstlerisch tätig und sind höchstwahrscheinlich von ADHS betroffen oder zumindest betroffen gewesen.

**Albert Einstein** – Physiker, Mathematiker
**Wolfgang Amadeus** Mozart – Komponist
**Ernest Hemingway** – Schriftsteller, Nobelpreisträger
**Robin Williams** – Schauspieler, Komiker
**John Lennon** – Musiker
**Abraham Lincoln** – Politiker
**Walt Disney** – Unternehmer (Unterhaltungsindustrie)
**Will Smith** – Schauspieler, Musiker
**Jennifer Lopez** – Musikerin, Schauspielerin
**Steve Mc Queen** – Schauspieler
**Dustin Hoffman** – Schauspieler
**Jack Nicholson** – Schauspieler
**Edgar Allen Poe** – Autor
**Wernher von Braun** – Wissenschaftler
**Jules Verne** – Autor
**Ludwig van Beethoven** – Komponist
**Hans Christian Andersen** – Autor
**Thomas Mann** – Autor
**Gebrüder Wright** – Erfinder
**Astrid Lindgren** – Autorin

**Sportler oder Sportlehrer?**
Dass mit unserer Zappeligkeit auch der Drang zu körperlicher Betätigung besteht, haben wir bereits besprochen. Es sollte Eltern klar sein, wie wichtig es für ADHS-betroffene Kinder ist, dass dieser Bewegungsdrang nachhaltig gefördert und gefordert wird. Wird diesem Umstand ausreichend Rechnung getragen, können sich Zappeligkeit und Hyperaktivität zu einem lebenslangen Vorteil entwickeln: Sportliche Menschen, deren

körperliche Motorik auch noch mit großer Ausdauer einhergeht, gehören nicht nur in der Sportbranche zu den Gewinnern. Daraus auch einen beruflichen Werdegang zu entwickeln, ist nicht nur ein möglicher Garant für körperliche Fitness, sondern auch eine Chance, einen Beruf aus Berufung zu finden und auszuüben.

## Organisator trotz Chaos?

In der Organisation unseres eigenen Lebens wie etwa unserer Tagesplanung sind wir wie gesagt hoffnungslose Chaoten. Umso mehr kristallisiert sich bei den meisten von uns das Talent heraus, uns aufgetragene Verantwortung und Organisation für andere Menschen und Projekte planvoll, souverän und oft auch mit aller nötigen Ruhe zu übernehmen.

### Aus meiner Sicht:

Wenn ich an meine elf Jahre als Reiseleiter zurückdenke, dann erstaunt mich oft heute noch, wie perfekt mir die oft minutiöse Tages- und Wochenplanung für die mir anvertrauten Reisegruppen gelungen ist.

In den Einrichtungen für Kinderbetreuung, in denen ich turnusweise die pädagogische Leitung innehabe, ist das nicht anders: Obwohl ich mein inneres Chaos nicht abstellen kann, gelingt es mir ohne Probleme, perfekt durchgeplante Tagesprogramme für mehr als 100 Kinder mühelos zusammenzustellen und zu koordinieren.

Diese ebenso paradox klingende wie wunderbare Fähigkeit ist eines der Mysterien von ADHS, das wohl niemand genau zu erklären vermag. Fest steht jedoch: In nahezu allen Berufen ist das Talent für Organisation und planvolles Vorgehen sehr gefragt.

Aber vergessen Sie im Zusammenhang mit der Förderung des Organisationstalentes Ihres Kindes nicht, dass uns dieses Talent für uns selber nicht viel nützt, sondern nur im Hinblick auf andere – im Fachjargon: »Scheinkompetenz«.

*Je mehr wir planen, regeln, reglementieren, desto mehr nimmt das Chaos zu.*
*Man muss es einmal einsehen: Das Chaos ist die Ordnung.*
Aurel Schmidt

### Funktionalität in Perfektion

Der übermäßige Perfektionismus, der einen ADHS-betroffenen Menschen lebenslang – oft auch als anstrengende Bürde – begleitet, wird ihm im Hinblick auf ein erfolgreiches Berufsleben nicht schaden. Selbst bei Kindern mit ADHS ist es oft wunderbar, mit anzusehen, wie sie eine Aufgabe bis aufs i-Tüpfelchen zu meistern verstehen, die man ihnen anvertraut hat.

Auch Perfektionismus lässt sich durch unser mangelndes Selbstwertgefühl erklären: Wir brauchen, wie erwähnt, das positive Feedback mehr als andere, deshalb wollen wir stets besser funktionieren als andere. Dies hat wiederum auch mit unserer Fähigkeit zu tun, für andere gut organisieren zu können.

Zu diesem Potenzial hat jetzt Philipp mal wieder ein paar Tipps für Sie.

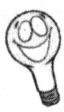

### ZAPPELPHILIPPS TOP-TIPPS

Wenn ihr wollt, dass wir eine Aufgabe allein und dennoch perfekt für euch erledigen, dann lautet mein Tipp »Vorschussvertrauen«. Etwa: *»Ich weiß, dass ich mich dabei auf dich verlassen kann«*, *»Ich kümmere mich gar nicht darum, weil ich weiß, dass du das super machst«*, *»Ich freue mich schon auf deine Lösung.«*

Versucht, für uns eine Art Tagebuch der perfekten Erlebnisse zu führen. Darin könnt ihr zum Beispiel Aufgaben festhalten, die wir bereits besonders gut erledigt haben. Die können wir dann viel leichter für euch wiederholen. Pädagogisch gesehen ist das eine Verstärkung unserer positiven Eigenschaften. Wenn ihr euch das angewöhnt, ist es für uns besser, als wenn ihr dauernd wiederholt, was wir schon wieder falsch gemacht haben.

In so einem Tagebuch lässt sich obendrein noch etwas sehr Wertvolles dokumentieren, das wir an uns selbst nämlich nicht so besonders gut erkennen können: unsere eigenen Fortschritte.

*Eine gute Schwäche ist besser als eine schlechte Stärke.*
Charles Aznavour

Ungeduldig wie er ist, muss Philipp Ihnen auf der Stelle noch mehr mitteilen, vor allem Tipps zu möglichen Berufsaussichten Ihres ADHS-betroffenen Kindes, und auch Flops ...

## ZAPPELPHILIPPS TOP-TIPPS

Nach den vielen Potenzialen, die ihr bis jetzt von uns kennengelernt habt, könnt ihr euch sicher schon vorstellen, was wir werden könnten, wenn wir einmal groß sind. Obwohl ich selbst natürlich niemals groß sein kann, weil ich immer der kleine Zappelphilipp aus dem »Struwwelpeter« bleiben werde, verrate ich euch hier ein paar Traumberufe, in denen ich selbst mich jedenfalls so richtig wohl fühlen könnte, weil ich als ADHS-betroffenes Kind wahrscheinlich total in ihnen aufginge:

Musiker, Künstler, Koch, Schauspieler, Reiseleiter, Animateur, Entertainer, Moderator, Werbesprecher, Tänzer, Notarzt, Rettungshelfer, Bergretter, Sportler, Sportlehrer, Sprachlehrer, Kunstlehrer, Berater, Pädagoge, Sozialarbeiter – und auch: Testpilot, Weltraumfahrer, Drachenflieger ...

Hoppla – Letzteres war ja gar kein richtiger Beruf, könnte mir aber auch gut gefallen!

## ZAPPELPHILIPPS TOP-FLOPS

Aber ich möchte euch auch noch ein paar Berufe aufzählen, von denen ich persönlich nichts halte. Aber ich bin ja nur ein kleiner, verhaltenskreativer Junge, ihr müsst euch von mir nicht irgendwelche Lebensplanungen versauen lassen ...

Diese Berufe sind: Gebäudeverwalter, Mathematiker, Bankbeamter, Vermesser, technischer Zeichner, Übersetzer, Lektor, Sekretär, Schreibkraft, Statistiker, Notar, Telefonist, Pförtner, Gardesoldat (wegen dem andauernden Stillstehen müssen) ...

> Zum Schluss verrate ich euch, was für mich persönlich ein lebenslanger Alptraum wäre: wenn man von mir verlangen würde, Buchhalter zu werden …

### Positiv sein, aber realistisch bleiben

Sie haben in all den bisherigen Schilderungen sicherlich erkannt, dass ich die Aspekte rund um ADHS zwar positiv sehen möchte, aber keineswegs unrealistisch. Immer ist es mir um die Beschreibung von Eigenschaften gegangen, deren positiver Aspekt sich eigentlich automatisch, in logischer Folge aus dem dazugehörigen ADHS-spezifischen Defizit ergibt. Nichts daran will ich konstruieren, beschönigen oder verklären, denn das würde Selbstbetrug bedeuten und damit etwas das ich aus ganzem Herzen ablehne.

Als »wundervolle Sammlung« von »glorreichen Gaben« und perfekten Lebensumständen möchte ich ADHS also auf keinen Fall verstanden wissen. Aber das Schöne an ADHS ist ja: Wir selbst müssen uns gar nichts vormachen. Es gibt einfach von ganz allein genug, worauf wir stolz sein können. Bisweilen wird jedoch versucht, uns etwas vorzumachen. Darum möchte ich hier – zugleich mit meinem Plädoyer für eine positivere Sichtweise – unsere Mitmenschen davor warnen, ADHS völlig verklärt zu sehen:

### Achtung vor Mystifizierung

Dies wird nämlich im Kontext von ADHS in letzter Zeit, wie gesagt, häufig versucht: Von Begriffen wie »Indigo-Kinder« über »Evolutionssprung« bis hin zu »neuer Menschengattung« spannen sich hier schon die kolportierten Interpretationen. Auch hier mag gelten: Alles, was übertrieben wird, ist schlecht. Übertreiben wir also nichts. Lassen wir die Kirche im Dorf und stützen wir uns auf Fakten.

Es muss auch klar sein, dass es zwar von Vorteil ist, die positiven Seiten von ADHS zu kennen, aber dass es für jeden einzelnen Betroffenen wie auch für die Bezugspersonen viel Arbeit bedeutet, diese auch nutzen zu lernen.

### Wo der Schuh passt

Außerdem dürfen wir nicht vergessen, dass die beschriebenen Talente und Persönlichkeitsmerkmale sich natürlich nicht bei allen ADHS-Betroffenen gleichermaßen festmachen lassen. Dies trifft auf die »negativen« Merkmale ebenso zu. Aber ich hoffe, dass Sie mir nach der Lektüre dieses wichtigen Teils meines Buches zustimmen werden, dass es sich lohnt, bei Ihrem ADHS-betroffenen Kind Augen und Ohren offenzuhalten. So wird es sicher nicht lange dauern, bis versteckte Fähigkeiten oder Stärken zutage treten, die es zu fördern gilt. Dann steckt Ihr Kind bald in einem Schuh, der gut passt.

Tatsächlich höre ich bei meinen Vorträgen oder in Gesprächen nicht selten von ADHS-Betroffenen Aussagen wie diese: *»Also eben habe ich geglaubt, dass Sie über mein eigenes Leben erzählt haben.«*
Ich vertraue also darauf, dass dieselben oder zumindest sehr ähnliche Potenziale, wie ich sie in den letzten drei Abschnitten beschrieben habe, in beinahe jedem Kind oder Erwachsenen schlummern, der an ADHS bisher vor allem *gelitten* haben mag.
Also sollten auch Sie, liebe Leser, darauf vertrauen, dass für Sie die Antwort auf die Frage, warum gerade *Ihr* Philipp zappelt, irgendwo in diesem Buch zu finden ist.

**Der Gabe nachgeben**
Unsere hohen Potenziale auszunützen, fällt uns ohne Hilfe meist sehr schwer. Unsere Eltern hören besonders während unserer Schulzeit den folgenden Satz quasi als Dauerbrenner: *»Ihr Kind könnte ja so viel mehr, wenn es nur wollte.«*
Dazu kann ich nur aus eigener Erfahrung sagen:
Sobald es Ihnen einmal gelungen ist, bei Ihrem ADHS-Kind ein bestimmtes Potenzial zu entdecken und es nachhaltig zu fördern, erleben Sie sicher einen jungen Menschen, der mit höchster Hingabe und unglaublicher Entwicklungsfähigkeit seine Aufgabe meistert. Dann ist das *Wollen* auf einmal kein Problem mehr, denn dann übernehmen die große Begeisterungsfähigkeit Ihres Kindes, seine Energie und seine Fähigkeit für kreative Lösungen das Kommando.

Damit hoffe ich, den Bogen genügend gespannt, doch nicht *überspannt* zu haben, um die folgende wichtige Botschaft zu transportieren:

Nehmt ADHS nicht ausschließlich als Defizit, bedrückende Last oder unheilbare Krankheit wahr. Teilt mit mir ab heute die entspannte Überzeugung, dass man ADHS zu einem großen Teil auch als Gabe empfinden kann.

Um dem Wort »Gabe« gerecht zu werden, muss man vielleicht öfter seine bisherige Haut abstreifen und seinen zweifellos vorhandenen ADHS-spezifischen Talenten im wahrsten Sinne des Wortstammes *nachgeben*. Erst dann werden sie nämlich erst zu einer wirklichen Gabe.

Meine Sicht möchte ich so beschreiben: ADHS *hat* nicht bloß ein paar gute Eigenschaften, ADHS *ist* eine durchaus gute Eigenschaft in uns!

> *Eine der seltesten Befähigungen ist die Befähigung,*
> *Befähigung anzuerkennen.*
> Elbert Hubbard

# TEIL 3

## Zappelphilipps »Verhaltensstörungen« – Wie ihr unser Verhalten selbst in die Hand nehmen könnt

Im dritten Teil rücken wir der Beantwortung unserer Frage, warum Philipp eigentlich zappelt, schon ziemlich nahe. Vielleicht liegt sie sogar zum Teil sogar in unserem eigenen Verhalten verborgen? Deshalb soll uns der folgende Abschnitt weniger das Fehlverhalten unseres ADHS-betroffenen Kindes vor Augen führen als vielmehr unser eigenes.

*Das Leben der Eltern ist das Buch, in dem die Kinder lesen.*
Aurelius Augustinus

Sie erinnern sich bestimmt noch an die gute Nachricht, dass unser Gehirn ein Leben lang »plastisch veränderbar« ist. Mit diesem Wissen können wir nicht nur unsere positiven Möglichkeiten zur Veränderung manch ADHS-typischen Verhaltens ausloten, sondern auch einigen Ursachen auf den Grund gehen: Haben wir als Eltern unserem Kind vielleicht so manches ADHS-spezifische Verhaltensmuster förmlich aufgedrängt oder verstärken wir es bloß? Wenn wir schon an der genetischen Veranlagung nichts ändern können, gehen wir nun wenigstens mithilfe von Philipps »ganz anderer Sichtweise« jenen Umgangsformen auf den Grund, deren Veränderung wir selbst in die Hand nehmen können, anstatt sie immer nur dem ADHS zuzuschreiben.

Deshalb werden Philipp und ich in diesem Teil versuchen, Ihnen manchen »erzieherischen Stör-Fall« vom Einbruch in ein Universum bis hin zur maßlosen Überbewertung näherzubringen. Wieder können wir nicht darauf verzichten, mit den Augen unserer Kinder zu sehen, um wie sie zu erkennen: Manches, liebe Eltern, habt ihr bloß hausgemacht!

*Ein Kind ist ein Buch, aus dem wir lesen und*
*in das wir schreiben sollten.*
Peter Rosegger

# DIE TOTALE »STÖR-FALLE«
## Von einem fremden Universum

*»Gewagt, getan!«* – so könnte der Untertitel zu diesem Kapitel lauten. Manch einem mag die hier angebotene Theorie vielleicht als »gewagt« erscheinen. Dennoch hoffe ich, dass sie nachvollziehbar wird und neue Blickwinkel eröffnet. Wir sollten deshalb der Frage nachgehen, ob die so typische *verkürzte Aufmerksamkeitsspanne* bei ADHS-Betroffenen und der damit verbundene Wunsch nach *ständig neuen Tätigkeiten* möglicherweise überwiegend »hausgemacht« sein könnten. Dazu wird es hilfreich sein, sich zunächst auf jene kindliche Ebene zu begeben, auf der die »Stör-Falle« ihren Ursprung hat. Eigentlich handelt es sich weniger um eine Ebene als vielmehr um ein ganzes Universum.

Lukas zum Beispiel weiß, wo sich dieses Universum befindet, schließlich ist er fast immer mittendrin. Das heißt, wenn man ihn lässt ...

*Keywords*
**Kategorie:** möglicher ADHS-Verstärker oder Auslöser
**Verknüpfte Symptome:** Aufmerksamkeitsspanne, Input-Sucht, Impulskontrollstörung, Reizoffenheit
**Lösungspotenzial:** leicht nachvollziehbare Verhaltensänderung
**Verknüpftes Entspannungspotenzial:** spürbare innere Ruhe, verlängerte Aufmerksamkeit, bessere Eigenkompetenz

Wir wissen bereits, dass die ADHS-spezifische Symptomatik sehr stark von der Unfähigkeit dominiert wird, sich auf *eine* bestimmte Sache länger zu konzentrieren: Eine einmal begonnene Handlung fortzusetzen, fällt uns ADHS-Betroffenen schwer, allerdings nur dann, wenn nicht gerade jener besondere, fast mystische Zustand des »Hyperfokussierens« vorliegt, den wir ja schon kennengelernt haben.

Möglicherweise ist also dieses deutlich wahrnehmbare Verhalten des »mittendrin Abbrechens« vielleicht sogar das auffälligste Merkmal von ADHS.

**Aus meiner Sicht:**
Mich stört genau dieses Verhalten bei mir selbst am meisten, abgesehen von meinem »Talent«, mein Hab und Gut permanent zu verlieren und damit überall in der Welt zu verteilen. Genau betrachtet hängt das eine mit dem anderen zusammen: Könnte ich mich leichter auf eine schon begonnene Handlung konzentrieren und auch dabei bleiben, wäre es wohl nicht möglich, so viele Gegenstände unwiederbringlich zu vergessen oder bis zum Handlungsende gar nicht mehr wahrzunehmen. Wenn ich auf meine Kindheit zurückblicke, kann ich zweifelsfrei feststellen: Meine Eltern sind in der Interaktion mit mir jedenfalls andauernd in die Stör-Falle getappt.

### Lebenseinfluss?

Im Laufe meiner langjährigen Arbeit mit hyperaktiven Kindern habe ich immer wieder versucht herauszufinden, ob wir Erwachsenen die markante Verkürzung der Aufmerksamkeitsspanne – und damit verbunden auch die erwähnte Input-Sucht – nicht durch wiederholte Verhaltensweisen unsererseits bei unseren Kindern begünstigen.
Ich halte es für lohnenswert, dieser Frage und damit dem Ursprung der Stör-Falle aus dem Blickwinkel unseres »erwachsenen« Verhaltens nachzugehen, trotz der wie im Teil 1 ausgeführten Annahme einer genetischen Prädisposition für ADHS.

Sie werden es schon bemerkt haben: Ich verknüpfe immer wieder neueste wissenschaftliche Erkenntnisse sowohl mit meiner persönlichen Erfahrung des ADHS als auch mit den Erfahrungen, die ich in meiner Arbeit mit zahlreichen jungen Klienten mache. Dabei messe ich jedoch dem, was ich sehen kann oder selbst erleben darf, erheblich mehr Bedeutung bei als jedem noch so anerkannten wissenschaftlichen Artikel.
Was also die Stör-Falle im Zusammenhang mit dem signifikant erhöhten Auftreten eines klassischen Aufmerksamkeitsdefizits betrifft, so kann ich im Zuge meiner Beobachtungen des jeweiligen Eltern-Kind-Verhaltens Übereinstimmungen erkennen.
Aber beobachten Sie einfach mal selbst.

## Bilder und Gedanken

Damit Sie beobachten können, möchte ich zunächst versuchen, Ihr Verständnis für die komplexen Zusammenhänge im kindlichen Denken zu vertiefen. Am besten geht gedankliches Vertiefen durch bildhaftes Vorstellen.

Wenn Sie bereits eines meiner letzten Bücher gelesen haben, wissen Sie, dass ich immer versuche, in den Köpfen meiner Leser plastische Bilder entstehen zu lassen. Dieser Ansatz ist nicht meine Erfindung, sondern er wird in zahlreichen therapeutischen Verfahren angewandt, so auch im Zusammenhang mit ADHS. Philipp und ich werden später, wenn es um die therapeutischen Tipps zur Sinnesredundanz geht, noch darauf zurückkommen.

Jetzt aber möchten wir Sie einladen, sich vertrauensvoll auf solch ein bildhaftes Erlebnis einzulassen …
Los geht's!

## Blick in ein Universum

Stellen Sie sich eine ziemlich große Blase vor. Die Blase sollte wirklich groß sein, etwa so, dass ein kleiner Mensch darin Platz hätte.

In dieser Blase, die Sie sich vielleicht auch noch dehnbar vorstellen können, schwimmt nun vor Ihrem geistigen Auge ein Kind beliebigen Alters munter herum. Es ist seine persönliche »Wohn-Blase«, die wir sehen und die es vollständig umgibt. Das Kind scheint sich sichtlich wohl in dem warmen, glasklaren Medium zu fühlen.

Damit haben Sie das Bild, das Sie gleich brauchen werden, mit mir zusammen kreiert. Behalten Sie es bitte noch eine Weile vor sich …
Was das alles soll?

Mit diesem Bild vor Augen können wir vielleicht etwas Entscheidendes aus der kindlichen Lebenswelt besser verstehen. Die meisten von uns haben diese Blase, die wir auch »Universum der Kinder« nennen können, schon längst verlassen.

Bevor ich die Metapher auflöse, möchte ich Ihnen noch ein wenig Zeit lassen, um selbst darauf zu kommen, welches Universum ich damit eigentlich anspreche. Das ist an dieser Stelle sehr wichtig. Es gilt nämlich als erwiesen, dass eine Lösung, die man selbst entwickelt hat, länger im Gedächtnis bleibt als so manche bloße Erklärung. Dies können Sie auch mit Ihrem Kind ausprobieren.

## Suche nach einem Universum

Überlegen wir einmal: In welcher Art Blase schwimmen Kinder glücklich von ihrer frühen Kindheit an bis in die Pubertät? Wodurch definieren und identifizieren sie sich selbst, womit wollen sie sich permanent verbunden fühlen? Was tun sie eigentlich immerzu? Das heißt, wenn man sie lässt ...

Diese Fragen habe ich bei Vorträgen auch immer wieder meinen Hörern und Studenten gestellt. Die häufigsten Antworten waren: *»Lieb haben«*, *»Ich-Erleben«*, *»Sicherheit suchen«*, *»Grenzen testen«*. Dem Kern der Sache am nächsten war die Antwort *»Spaß«* ...
Dies sind jedoch nur die Rahmenbedingungen, die in der kindlichen Welt natürlich auch vorhanden sind. Doch sie sind nicht der Kern dieses Universums der Kinder.

Jetzt aber zur Auflösung des Rätsels, sonst wird nicht nur unser Top-Star, der kleine Zappelphilipp, ungeduldig.
Willkommen, liebe Leser, auf dem Planeten aller Kinder dieser Welt, oder besser, im Universum aller Kids: **dem Spiel!**
Das ist es, was Kinder ausmacht. Sie verstehen, begreifen und empfinden alles, was sie erlernen, erfahren und entwickeln sollen oder dürfen in der Hauptsache durch ihr Spiel.

> *Die Welt ist ein Spielplatz. Das weiß man, wenn man Kind ist.*
> *Doch Erwachsene vergessen das zumeist.*
> Zappelphilipp

Sobald man in der Lage ist, sich auch in stressigen Situationen in den kindlichen Kosmos hineinzuversetzen und sich mit einem Lösungsansatz auf eine spielerische Ebene zu begeben, hat man eine der größten erzieherischen Hürden genommen.

Es reicht keinesfalls, Lerninhalte nur theoretisch – durch Erklären – zu vermitteln, sondern Kinder erfassen sie spielerisch und erst damit schneller und vor allem nachhaltiger, nicht zuletzt gemäß dem Prinzip »learning by doing«.

*Was man lernen muss, um es zu tun, das lernt man, indem man es tut.*

Aristoteles

Dies gilt umso mehr für Kinder, die von ADHS betroffen sind.

### Fiese Attacke?

Begeben wir uns in die kindliche Gedankenwelt: Erinnern wir uns an das harmonische Bild der großen Blase, an die wunderbare Spielblase, die das Kind umgibt und in der es zufrieden schwimmt.

Damit Sie sich in diesem Zusammenhang vorstellen können, was eine Stör-Falle wäre, bitte ich Sie, sich etwas wirklich Fieses auszudenken, das dieses harmonische Bild von dem Kind in der Blase zerstören würde. *Richtig!*

Sie nehmen eine riesige Stricknadel und darüber hinaus noch ordentlich Anlauf und durchstechen die schützende Wand der Blase. Das Spieluniversum um das Kind herum zerplatzt mit lautem Knall.

Das Kind wird nicht nur erschrecken, sondern mit der Flüssigkeit aus dem Inneren seiner Blase plötzlich aus seinem Universum gespült, ebenso unbarmherzig wie irreversibel, für den Moment jedenfalls.

Tatsächlich nur für den Moment, denn ich kann Sie gleich beruhigen: Kinder sind nämlich kraft ihrer Fantasie in der Lage, sich immer wieder neue Spielblasen zu erschaffen.

Aber noch ist unsere fiktive, bösartige Aktion nicht zu Ende. Soeben haben wir das Universum des Sekunden zuvor noch munter spielenden Kindes zerplatzen lassen. Das Kind sieht uns jetzt mit großen Augen erschrocken an und erwartet irgendetwas: vielleicht Anordnungen, Ermahnungen, irgendwelche neuen Tagespläne. Erwachsenenkram halt. Würden Sie wohl gerne so etwas tun?

»Nein!«, wird wohl jede Mutter, jeder Vater laut protestieren, »*nicht, wenn ich es verhindern kann!*«

Dem Kind nichts antun, was man selbst als nachteilig erfahren oder erlebt hat: Wir alle nehmen uns das täglich vor. Gute Eltern wollen wir sein, gute Pädagogen allenthalben auch. Dennoch passieren uns allen solche fiesen Aktionen immer wieder: Wir zerstechen häufig und vor allem ungefragt die Blasen des Spieluniversums der Kinder, manchmal sogar mehrmals täglich. Ungebremst purzeln die Kleinen aus ihrer Blase und gemeinsam mit ihnen stolpern wir mitten hinein in die Stör-Falle, die besonders die für ADHS typische und »gefürchtete« Aufmerksamkeitsschwäche und damit gleichzeitig die Input-Sucht massiv fördert.

> *Spielen ist eine Tätigkeit, die man gar nicht ernst genug nehmen kann.*
> Jacques Cousteau

### ▸▸ Fall 24: Spielstopp

Der fünfjährige Lukas hat gerade auf dem Boden seines Zimmers seine geliebten Plastiktiere zu einem wunderschönen Zoo arrangiert, als seine Mutter auf den Plan tritt: *»Lukas, wir müssen gehen! Omi wartet auf uns!«*

Ganz überrascht schaut der Bub auf: *»Jetzt? Wieso jetzt? Ich hab doch gerade ...«*

Doch Lukas kommt gar nicht weiter zu Wort, die Stricknadel der Mutter steckt schon viel zu tief in seinem Universum: *»Du gehorchst mir gefälligst sofort, wenn ich dir etwas sage! Wenn wir jetzt nicht gleich losfahren, kommen wir nicht mehr zu Omi, weil kein Bus mehr fährt!«*

Abgesehen davon, dass Lukas sich überlistet fühlt, weil er genau weiß, dass die Busverbindungen zu Oma gar nicht so selten sind, unterbricht er wortlos, aber tief betrübt sein Spiel. Er ist unvorbereitet und mittendrin gestört worden. Und er liebt doch seine Tiere so sehr, besonders die beiden weißen Elefanten, die er nun noch nicht einmal hat füttern können. Das wäre aus der Erwachsenenperspektive vielleicht nicht weiter erwähnenswert.

Doch nun versuche ich, Ihren Blick auf die Besonderheit dieser unschönen Situation zu lenken: Lukas hat sein Spiel ohne viel Gegenwehr unterbrochen, weil das für ihn mittlerweile zur Routine geworden ist, er ist schon daran gewöhnt, dass sowohl seine Mutter als auch sein Vater Wert darauf legen, dass er jedes Mal sofort gehorcht, wenn man etwas von ihm möchte. Mit anderen Worten: Lukas' Gehirn hat, wie wir längst wissen, seine »Gebrauchsspuren« in Richtung *abrupt unterbrochene Tätigkeiten* erarbeitet. Dem Jungen wird es immer mehr egal, ob er etwas zu Ende bringt oder nicht. Noch schlimmer jedoch ist: Sein Gehirn wird bald immer öfter nach solchen Unterbrechungen gieren, es wird mit ziemlicher Sicherheit zunehmend süchtig danach.

»Input-süchtig« wird man sein problematisches Verhalten in der Fachpraxis dann nennen, wo man den Fragebogen bezüglich ADHS mit ihm ausfüllen wird.

Immer öfter unterbricht Lukas schon seit ein paar Monaten aus eigenem Antrieb sein Spiel, lässt es achtlos liegen, sucht sich ein neues. Immer öfter verlässt er also sein Universum. Er ist darauf trainiert worden und es fällt ihm selbst nicht mehr auf. Aber seinen Eltern wird es bald auffallen.

## Input-Sucht? ADHS?

Nun darf ich Ihnen verraten, dass ich Lukas erst kürzlich kennengelernt habe. Er ist heute bereits elf Jahre alt. Die zuvor erzählte Geschichte liegt also schon weit zurück ...

Lukas' Vater hat sich vor Kurzem Hilfe suchend an uns gewandt, weil der Verdacht auf ADHS besteht: *»Unser Bub kann sich kaum zwei Minuten lang derselben Aufgabe widmen. Er hört immer öfter plötzlich mit einer Tätigkeit auf und sucht sich gleich wieder eine neue. Helfen Sie ihm bitte!«*

So sind in seinem Zimmer andauernd mehrere Dinge »eröffnet«, aber keines abgeschlossen. Lukas scheint ganz offensichtlich immer neue Inputs zu brauchen.

Bei dem 11-Jährigen steht eine konkrete Diagnose derzeit noch aus. Ich habe aber aufgrund der beschriebenen Geschichten aus Lukas' früher Kindheit schon jetzt meine Zweifel am Vorliegen von klassischem ADHS. Natürlich werden Lukas und ich uns gemeinsam den großen Fragebogen aus »Warum zappelt Philipp?« vornehmen und auch über das Problem seiner Aufmerksamkeitsspanne sprechen.

Doch wir alle, Lukas' Eltern und sicherlich auch Sie, liebe ADHS-Interessierte, haben nun vielleicht einen neuen Input, um der Problematik näherzukommen.

### Ein konkreter Verdacht

Damit diese Nachdenkphase nicht zu langwierig verläuft, möchte ich meinen Verdacht hier nun präzisieren und Sie dann gleich Philipp und seinen »fachmännischen Tipps aus kindlicher Sicht« überlassen.

*Eine* Schlussfolgerung liegt wohl klar auf der Hand: Erleben Kinder häufig oder sogar mehrmals täglich unerwartete, unvorbereitete und abrupte Störungen ihres Spieluniversums, so wird ihr lernendes Gehirn natürlich versuchen, dies als Norm hinzunehmen. Es wird sich also eine »Gebrauchsspur« bilden. Das flexible, kindliche Gehirn wird es schließlich ungefähr so formulieren: »*Ach so ist das, Störungen sind eine ganz normale Situation. Also muss ich die Reaktion auf diese Normalität besonders gut trainieren, denn diese werde ich immer häufiger benötigen. Das mir bisher so wichtige Spiel ist also gar nicht so bedeutsam. Wie habe ich mich nur so irren können? Das rasche Aussteigen ist es, worauf es anzukommen scheint. Na gut, Programmierung läuft.*«

Das Ergebnis dieser Programmierung könnte dann auf Dauer so aussehen: immer bessere Fähigkeiten zum raschen Ausstieg aus jedem Spielprozess zu entwickeln. Die Entwicklung der Fähigkeit, nicht wieder einzusteigen, sondern hellhörig zu werden für das, was außerhalb des Spiels wartet. Die Verschiebung der Wertigkeiten: Wichtig ist nun nicht mehr die eigentlich urtypische kindliche Fähigkeit, sich länger ein und derselben Sache zu widmen, sondern die ziemlich »verdächtig erwachsene« Fähigkeit, sich schnell aus einer solchen Tätigkeit *befreien* zu können.
Also hat das Kind von seinen Eltern offenbar gelernt, sein Spiel nicht mehr fortzuführen. Gutes Training eben ...
Als Endergebnis dieses »Trainingsprozesses« könnte man ein Kind vor sich haben, das erlernt hat, sich auch im späteren Leben wichtigen Dingen nicht mehr lange widmen zu können, zu müssen, zu dürfen. Wie immer man es sehen mag – es hat gelernt zu »switchen«, rasch, jederzeit und ohne Vorwarnung.

»*Halt, Leute!*«, ruft Philipp aus dem Hintergrund.

Hört sich das nicht verdammt genauso an wie eure beiden beliebten ADHS-Symptome »kurze Aufmerksamkeitsspanne« und »Input-Sucht«? Könnte das etwa ein hausgemachtes Problem sein? Oder zumindest eine Zutat, die wir, ohnehin schon von ADHS betroffen, gar nicht gebrauchen können?

Phillip und ich möchten nichts weniger als den sehr begründeten Verdacht anmelden, dass es unter anderem die Stör-Falle sein könnte, die unsere Input-Sucht unterstützt, verstärkt, oder – bei sehr vulnerablen Kindern – überhaupt und zur Gänze erst auslösen kann.

**ZAPPELPHILIPPS TOP-FLOPS**

Da ihr ja nun schon wisst, dass wir Kinder hauptsächlich durch Spielen lernen, sollte euch klar werden: Unser Spiel ist immer ein Lernprozess, auf den wir uns einlassen und für den eine plötzliche Unterbrechung nicht guttut.

Den Impuls eurer beliebten Stör-Falle empfinden wir umso heftiger und einschneidender, je abrupter, je unerwarteter ihr ihn uns serviert.

*Auch der Weiseste kann unermesslich viel*
*von Kindern lernen.*
Rudolf Steiner

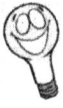

**ZAPPELPHILIPPS TOP-TIPPS**

Gebt uns bitte immer ausreichend Zeit und Gelegenheit, unser gerade laufendes Spiel zu beenden. Und glaubt mir: Im Spieluniversum befinden wir uns fast immer. Manchmal sogar unbemerkt. Also: *Augen auf, liebe Eltern!*

Bereitet bitte das notwenige Ende eines Spielprozesses, also den »Austritt« aus unserer geschlossenen Blase, für uns gut nachvollziehbar vor: *»Schatz, wenn der Sand in der Sanduhr ganz heruntergerieselt ist, kommst du zum Essen.«*
Die Ankündigung sollte dabei in entspanntem Ton und rechtzeitig erfolgen.

Zeitangaben sollten möglichst präzise und auch wirklich so gemeint sein. Bitte nichts Ungefähres!

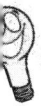

Gebt uns ein Instrument, mit dem wir einen Zeitablauf gut nachempfinden können, kleineren Kindern vielleicht ein Pendel, einen »Kletterer« oder ein gut bekanntes Musikstück. Bei Älteren hilft eine Digitaluhr mit übergroßem Display und vorzugsweise einem Countdown-Zählwerk.

Wir haben auch nichts dagegen, wenn die Erinnerung an das uns bevorstehende Spielende noch ein weiteres Mal von euch kommt: *»Du hast jetzt noch 2 Minuten übrig.«* In pädagogischer Fachsprache nennt man das »stufenweises Vorbereiten«.

Besonders toll ist es für uns immer, wenn ihr euch die Zeit nehmt, eine beliebige Spielsituation mit uns *gemeinsam* zu beenden.

## Zeitempfinden

Trainieren Sie Ihr Kind darauf, dass Sie selbst das Ende des vorgegebenen Zeitablaufes wirklich ernst nehmen. Ihre eigene Zeitangabe genau einzuhalten, ist das ganze Geheimnis.

Übernehmen Sie Verantwortung für Ihre Angaben zur Vorbereitung, so kann Ihr Kind das Vorhaben insgesamt besser nachvollziehen. Damit kann es dann auch leben. Es lernt somit, dass es die wichtige Tätigkeit, sein Spiel, nicht abrupt unterbrechen muss und zugleich lernt es, sich einer Sache weiterhin mit Hingabe bis zu einem vordefinierten Ende zu widmen.
Das gilt besonders für ohnehin von ADHS Betroffene.

Erkennen Sie den Unterschied zwischen STÖR-Fälle und geplantem »Austritt« nun auch?

# DIE TOTALE ÜBERFORDERUNG PART 1
Von Eindrücken und Reizen

Nachdem wir uns mithilfe des Bildes der Spielblase sowohl dem »erwachsenen« Störverhalten – wie zuvor dem Thema »Reize« – gewidmet haben, müssen wir uns zum Verständnis der nächsten drei Kapitel vergegenwärtigen, wie viele zusätzliche Reize wir Eltern bei unseren Kindern erst zulassen, die sie dann auch verkraften müssen. Der Frage, worin eigentlich der Unterschied zwischen Reizen und Eindrücken besteht, möchte ich mich nun weniger bildhaft als vielmehr praxisbezogen widmen.

Maximilian freut sich schon auf seinen Auftritt an der Steilwand. Mehr Sorgen mache ich mir allerdings um Jakob: Ich hoffe, dass er nicht schon zu gereizt ist für eine ruhige Vorstellungsrunde.

Wir haben die Stör-Fallen als Einbrüche in ein Universum verstanden. Reize jedoch sind nicht minder mächtig.

*Keywords*
**Kategorie:** definitiver »ADHS-Verstärker«
**Verknüpfte Symptome:** Impulskontrollstörung, inneres Chaos, Aufmerksamkeitsspanne, Input-Sucht
**Lösungspotenzial:** richtige Auswahl von Tätigkeiten, weniger ist mehr, Sensibilität für die kindliche Wahrnehmung erhöhen
**Verknüpftes Entspannungspotenzial:** innere Ruhe und äußere Ausgeglichenheit bei oft einfach durchführbarer Reduktion von Reizen

#### ▶▶ Fall 25: Klettertürme

Der zehnjährige Jakob ist bereits im letzten Jahr zweimal vom Schulunterricht suspendiert worden. Vor einem Monat war es wieder so weit. Jakobs Klassenlehrer war ziemlich aufgebracht: »*Tut mir leid, Frau Schubert, Ihr Sohn ist in seiner Hyperaktivität einfach kaum mehr zu bremsen. Gestern hat er mal wieder so lange und so laut den Unterricht gestört, bis wir ihn halt nach Hause geschickt haben. Offensichtlich hat der Junge ein massives Bewegungsdefizit. Unternehmen Sie mit ihm doch ab jetzt regelmäßig sportliche Aktivitäten. Sonst muss er leider die Schule verlassen.«*

Frau Schubert hat nach diesem Gespräch für Jakob, der sehr ausgeprägt von ADHS betroffen ist, umgehend eine Dauerkarte für einen großen Indoor-Spielpark in Wien gekauft. Die hat Jakob sich ohnehin schon lange gewünscht. Dort darf er sich an zahlreichen Klettertürmen austoben, frei herumrennen, mit anderen Kindern spielen, zu jeder vollen Stunde beim animierten Kindertanzen mitmachen und rempeln, purzeln, stoßen, nachlaufen … das alles zu dem lauten Sound der neuesten Hits.

Drei Wochen später, nach sieben Besuchen in dem riesigen Spielpark, zeigt sich nun eine deutliche Wirkung: Jakob ist mittlerweile gar nicht mehr zu bremsen! Oft geht es im Klassenzimmer schon los, wenn er bloß ein paar Minuten ruhig sitzen muss: Er ist noch zappeliger als früher, plärrt noch öfter laut dazwischen und seine unvermittelten kurzen »Wanderungen« während der Unterrichtsstunde sind noch zahlreicher geworden. Nun will man Jakob endgültig der Schule verweisen …

▶▶ **Fall 26: Klettermaxe**

Maximilian darf auch klettern. Er ist elf Jahre alt und in der Schule, genau wie Jakob, schon längere Zeit durch seine Zappeligkeit unangenehm aufgefallen. Auch er hat ADHS, so viel steht fest. Und nicht nur das: Auch ihm droht die gnadenlose Suspendierung, wenn sich nicht schnell etwas ändert. Die Schuldirektorin spricht also eine ganz ähnliche dringende Empfehlung für eine sportliche Betätigung des Jungen aus.

Max hat mit seinem Vater nun schon den ganzen Sommer lang klettern gelernt. Draußen an einer stillen Steilwand hängen sie beinahe jeden dritten Tag in den Seilen und konzentrieren sich jeweils auf ihren nächsten Schritt; schließlich hängt von dem einiges ab. Allein diese Herausforderung beeindruckt den Jungen sehr.

Ganz oben auf dem Grat der Felswand erwartet ihn dann jedes Mal noch ein weiterer besonderer Eindruck.

Als die Schule im September wieder beginnt, fällt Maximilian sofort positiv auf: Er ist zwar immer noch der kleine, unruhige Zappler, wie ihn alle kennen. Aber er stört kaum mehr den Unterricht, wirkt deutlich konzentrierter und ist auch sonst recht verträglich. Keine Rede ist mehr von Ausschluss oder Sanktionen.

Offenbar kann eine intensive Kletter-Therapie wohl doch erfolgreich sein für Zappelphilipp und Co.

### Kleiner Unterschied?

Beide Kinder in den Fallbeispielen haben ihren Bewegungsdrang also gleichermaßen durch Klettern stillen können. Müsste dann nicht bei beiden eine ähnliche Verbesserung ihrer Aufmerksamkeitsspanne oder einfach ihres allgemeinen Verhaltens zu spüren sein?

Ich vermute, dass Sie den Unterschied bereits erkannt haben.

Jakob hat sich zwar viel und ausreichend bewegt, war jedoch in der lauten, von Musik durchfluteten und von Hunderten Kindern frequentierten Indoor-Spielplatz-Umgebung einer ständigen **Reizüberflutung** ausgesetzt. Schnell wechselnde Betätigungen, dauernde neue Geräusche und etliche andere sich überlagernde Sinnesreize machen den für die ADHS-Symptomatik ansonsten sicher hilfreichen und zuweilen sogar therapeutischen Effekt der körperlichen Aktivitäten mehr als wieder zunichte. Die meisten dieser starken Reize haben nichts mit der sportlichen Betätigung zu tun, auf die es jedoch ankommen sollte. Jakob schenkt diesen »fremden« Reizen deshalb eine viel größere Beachtung und ist somit nicht nur beschäftigt, sondern *überreizt* und als ADHS-betroffenes Kind total *überfordert*.

Maximilian hingegen erlebt in der Hauptsache nur *einen* Gesamteindruck. Deshalb ist er **beeindruckt**. Er hat Zeit, wahrzunehmen und sich auf eine einzige, zielgerichtete Tätigkeit mit allen zur Verfügung stehenden Sinnen zu konzentrieren, obwohl oder gerade *weil* ihm diese Tätigkeit höchsten Einsatz abverlangt: Koordination, Körperbeherrschung, planvolles Handeln, aber auch ein ordentliches Maß an Kondition vereinigen sich hier zu einem einzigen, eindrucksvollen Erlebnis. Das Erreichen des Gipfels ist zugleich der Höhepunkt dieses eindrucksvollen Erlebnisses: der Panoramablick hinunter ins Tal.

### Starke Reize – schwache Reize

Es muss also zwischen Eindrücken und Reizen unterschieden werden – wenn wir dies erkennen, können wir schon ein wenig mehr gegen die totale Überforderung ADHS-Betroffener tun.

Wenn Sie, liebe Eltern, die nachfolgenden Top-Tipps von Philipp auch beherzigen wollen, dann sollten Sie darüber hinaus drei unterschiedliche Wirkungsweisen von Reizen verstehen.

**Intensität:** Einem grellen oder bunten Objekt schenken wir mehr Aufmerksamkeit, als wenn es beispielsweise grau ist. Ein »bunter Reiz« ist gegenüber »grauem Einerlei« also in gleichem Maße stärker wie der eines lauten Rufes gegenüber leisem Gemurmel.

**Zugehörigkeit:** Hat ein Außenreiz nichts mit dem zu tun, womit man sich beschäftigt, lenkt er unsere Aufmerksamkeit viel stärker ab als eine zur Tätigkeit passende Sinneswahrnehmung.

**Persönlicher Bezug:** Ein Reiz wirkt umso stärker, je mehr er uns persönlich betrifft.

### Das Maß ist voll

Da die Wahrnehmung bei uns ADHS-Betroffenen ohnehin durch eine Störung der Impulskontrolle beeinflusst wird, kann schon eine sehr geringe Belastung durch optische, akustische und andere Reize bereits das Maß der totalen Überforderung erreichen.
Unser Gehirn kann die empfangenen Reize und Informationen ab einem gewissen Ausmaß nicht mehr sinnvoll verarbeiten, wodurch auch Eindrücke mit eigentlich positiver Wirkung verdrängt werden, wie etwa Beruhigung, Konzentrationsförderung, körperliche Entspannung durch Bewegung.

So ist aus der gut gemeinten Bewegungstherapie, wie sie zu Jakobs Entspannung gedacht war, eine permanente Reizüberflutung geworden, die Jakobs Zappeligkeit nur noch erhöht hat.
Jakobs Fall ist zwar sicher speziell, veranschaulicht jedoch, was ich in Bezug auf das Thema Reizüberflutung für wesentlich halte.

Welche »*reizenden*« Momente auf uns ADHS-Betroffene im Alltag sonst noch lauern, wird Ihnen Philipp jetzt näherbringen.

## ZAPPELPHILIPPS TOP-FLOPS

Wir haben am Beispiel von Jakob gesehen, dass jede beliebige Beschäftigung, die ihr vielleicht ausgesucht habt, sich für uns schon negativ auswirken kann, wenn sie mit zu vielen unterschiedlichen und zu starken Reizen verbunden ist.

Die alltägliche Flut an Reizen wie Lärm, Stress und Hektik kann für uns der Grund für eine totale Überforderung sein.

Dazu kommen noch die modernen Reize, von denen ich hier einige Beispiele nenne: andauernde Internet-, Handy- oder Medien-Nutzung, Musikberieselung, permanentes Konsumüberangebot, Werbespots, Überangebote an Aktivitäten …
Meine absoluten Highlights unter solchen Reizen sind:
1. In vielen Familien läuft tagsüber der Fernsehapparat so nebenbei mit: Reizüberflutung ohne Ende …
2. Video- und Computerspiele mit starken Reizen im Zehntelsekundentakt, ein verlässlicher Top-Flop, denn sie tun unserem heiklen Nervenkostüm nicht gut. Dazu habe ich später noch einen Top-Tipp.

*Vieles kann der Mensch entbehren, nur den Menschen nicht.*
Ludwig Börne

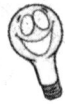

## ZAPPELPHILIPPS TOP-TIPPS

Wenn ihr wollt, dass Kinder wie ich weniger zappeln, achtet darauf, dass wir von dem, was wir tun, ganz und gar *beeindruckt* sein können. Während wir uns beschäftigen, brauchen wir dringend überwiegend bleibende Eindrücke und keine schnell wechselnden Reize.

Beobachtet genau, was wir gerade eindrucksvoll finden, und fördert uns darin, diese Eindrücke in uns aufzunehmen und etwas länger bei ihnen zu verweilen.

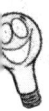

Am besten ist es, wenn ihr selbst etwas toll findet, wenn ihr selber ehrlich begeistert oder beeindruckt von etwas seid, denn dann sind wir es bestimmt auch.

Wenn ihr euch dann mit uns über das Ereignis unterhaltet und damit unsere Begeisterung über die gemeinsam als toll erlebte Situation in Erinnerung ruft, löscht ihr zusätzlich die nebenbei »unnötig« miterlebten Reize weitestgehend aus.

*Das Unwichtige zu vergessen, ist eine der bedeutsamsten Voraussetzungen, das Wesentliche zu erkennen.*
Erich Limpach

Wenn ihr meint, dass Computerspiele aus unserem Leben nicht mehr wegzudenken sind, dann wählt am besten solche aus, die für unsere besondere Wahrnehmung wertvoll sind, möglichst mit erwiesener therapeutischer Wirkung. An späterer Stelle will ich auf ein bestimmtes Computerspiel zu sprechen kommen.

#### ▶▶ Fall 27: Sternenguckerin

Die 9-jährige hyperaktive Laura ist mit ihrem Vater früher immer in den Wiener Prater gegangen, wenn es daheim mit dem ruhig Sitzen nicht mehr geklappt hat. Doch anschließend war sie zu Hause noch lebendiger, unruhiger und hat noch weniger lang bei einer Sache bleiben können.

Neuerdings jedoch ist sie schwer beeindruckt vom Planetarium, in das sie nun mindestens einmal pro Woche gehen darf, wenn der Unternehmungsdrang übermächtig wird. Dort gibt es zwar kaum Bewegungsmöglichkeiten, dafür aber einen wunderbaren Eindruck, den sie mit nach Hause nimmt: den wunderbaren, geheimnisvollen Sternenhimmel und die mit ihm verbundenen Geschichten und Bilder.

**Philipp:**

**Das Angenehme mit dem Nützlichen verbinden**

Was ich euch jetzt wie versprochen vorstellen will, sollte eigentlich erst später bei meinen verhaltenstherapeutischen Tipps folgen. Aber erstens kann ich es ohnehin nie abwarten, endlich zu Wort zu kommen, und zweitens passt die Vorstellung von TAIL gerade hier im Zusammenhang mit Reizüberflutung sehr gut.

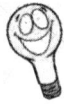

## ZAPPELPHILIPPS TOP-TIPPS

Es geht um ein Computer-Trainingsspiel, das schon deshalb eine Erwähnung in meinen Top-Tipps verdient, weil es erstens extra für uns Zappelphilippe im Alter von acht bis 14 Jahren entwickelt worden ist und zweitens schon gute therapeutische Erfolge erzielt hat.

**TAIL** ist keine englische Bezeichnung, sondern ein Akronym (= Kurzwort) für **T**raining von **A**ufmerksamkeit und **I**mpulskontrolle als **L**ernspiel.

Das Spiel soll uns ADHS-betroffenen Kindern dabei helfen, unsere Aufmerksamkeit und Geduld zu fördern.

Phil, ein eindeutig hyperaktiver kleiner Bub, Sohn eines Altertumsforschers, ist die Hauptfigur in dem Spiel.

Bis zu dem Punkt, an dem es darum geht, Hindernisse zu überwinden, Dinge einzusammeln, um einen Schatz zu finden, ist **TAIL** eigentlich nicht anders als andere Jump-and-Run-Games mit 2-D-Benutzeroberfläche.

Doch nun kommt das Besondere: Während es bei den meisten Computerspielen um schnelles Reagieren und Vorankommen geht, habe ich mit Phil, dem ungeduldigen Wirbelwind, gelernt, auch im kniffligen Situationen einmal abzuwarten. Für unüberlegte und vorschnelle Entscheidungen ist in **TAIL** kein Platz, sondern hier ist vielmehr die Fähigkeit gefragt, einfach mal ganz ruhig stehen zu bleiben, womit wir ja bekanntlich unsere Schwierigkeiten haben.

Toll für mich war, dass das Programm mein Verhalten genau »beobachtet« und meine Trainingsfortschritte anschließend auch grafisch dargestellt hat. Ich brauche das schon sehr, zu

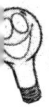

wissen, ob ich in puncto Gelassenheit und mit dem Abwarten des richtigen Zeitpunktes auch wirklich besser geworden bin. Ihr wisst ja: Anerkennung und Lob sind mir sehr wichtig!

Bei **TAIL** ist das Üben von Geduld genauso gefragt wie das Trainieren des Gedächtnisses: Hoffentlich hat Phil daran gedacht, den Schlüssel einzustecken, denn sonst heißt es für ihn: umkehren …

> *Der Weg ist das Ziel. Das Ziel ist der Weg.*
> Konfuzius

Schön, mal ein Spiel kennengelernt zu haben, in dem es nicht allein um möglichst viele Reize geht. Das zeigt schon die absichtlich schlicht gehaltene grafische Darstellung.

TAIL bekommt ihr zum Beispiel über den Verein ADAPT oder andere engagierte ADHS-Selbsthilfe-Vereine sowie über www.stop-adhs.at.

*Wer hohe Türme bauen will, muss lange beim Fundament verweilen.*
Anton Bruckner

**Nachgefragt**
Jakob hat jetzt eine Dauerkarte für ein großes, kinderfreundliches Naturkundemuseum. Natur und Wissenschaft interessieren ihn sehr. Dort ist er immer wieder aufs Neue beeindruckt. Doch diese Eindrücke sucht er sich selbst, sie stürzen nicht auf ihn ein. Er widmet sich ihnen so lange er es möchte. Im Museum läuft er von Raum zu Raum, kann sich frei bewegen, so viel er will, aber es wird ihm nichts aufgedrängt, das nichts mit der eigentlichen Forscher-Aufgabe zu tun hat.

*Reize stürmen ungefragt auf uns ein, Eindrücke aber wählen wir selbst aus.*
Zappelphilipp

Sport macht der Bub jetzt obendrein regelmäßig, und zwar in einem Judoverein, ohne laute Musik und zu viele ungefilterte Reize.

Unter anderem hat der zuvor noch als unkooperativ geltende Junge für seine Klasse eine halbstündige Führung durch das Museum veranstaltet, mit Laser-Pointer, einem kleinen, tragbaren Verstärker und professionellen Erklärungen. Mit seiner spürbaren Begeisterung hat er alle schwer beeindruckt, vor allem auch seinen Klassenlehrer.

# DIE TOTALE ÜBERFORDERUNG PART 2
## Von Handys und Task Jumping

Wie bereits ausgeführt, quält uns ADHS-Betroffene eine unbezwingbare Input-Sucht. Das zu wissen allein reicht nicht – wir wollen uns auch klarmachen, woher diese Art Sucht kommen könnte, was sie verstärkt und was sie zu verringern vermag.

Deshalb wollen wir uns im Zusammenhang mit Handys den Überfluss an Reizen anschauen, die mit ziemlicher Wahrscheinlichkeit Verstärker für ADHS-spezifische Verhaltensmuster sein können. Ich halte Handywahn und Task Jumping für sehr ernst zu nehmende Verstärker jener Symptome, die – oft unreflektiert – dem ADHS zugeordnet werden.
Fragen wir nun einmal Michi, den »Stressman«, wie es ihm denn mit dem Handy und seiner Tagesplanung geht.

*Der schlimmste Fehler der Menschen ist ihr Mangel an Einfühlungsvermögen. Darum vermag sich auch so selten einer den richtigen Begriff von seines Nächsten Leiden zu machen.*
Joseph Addison

*Keywords*
**Kategorie:** möglicher »ADHS-Verstärker«
**Verknüpfte Symptome:** Input-Sucht, Impulskontrollstörung, Aufmerksamkeitsspanne, innere Getriebenheit, Zappeligkeit
**Lösungspotenzial:** selektiver Umgang, neue Strukturen
**Verknüpftes Entspannungspotenzial:** leicht änderbares Verhalten, änderbare Grundeinstellung mit Beruhigungseffekt

## Die neue Zeit

Zwei Argumente werden gern und häufig für die Handynutzung herangezogen:

1) »Mit einem Handy kann ich mein Kind besser kontrollieren, und das beruhigt mich.«

Aber beruhigt das auch Ihr Kind? Und ist Ihre Kontrollmöglichkeit dann tatsächlich besser und effizienter? Wird jetzt nicht vielleicht das Erfinden erlogener Geschichten gefördert, nur um eben nicht kontrolliert zu werden, besonders bei älteren Kindern? Sollte nicht gegenseitiges Vertrauen gefördert werden – statt einer gegenseitigen Kontrolle?

2) »Das ist halt die neue Zeit, heutzutage gibt es eben Handys. Alle anderen Kinder haben ja auch eines. Damit müssen wir halt leben. Da gewöhnt man sich schon dran«, und so weiter.

Dieses Argument bezieht in keiner Weise die Problematiken von uns ADHS-Betroffenen mit ein. Ich höre es immer dann, wenn ich mich generell gegen Handys bei sehr jungen Kindern ausspreche, vor allem dann, wenn es sich um Kinder mit einem gewissen Leidensdruck im Zusammenhang mit ADHS handelt.

Wir Menschen sind grundsätzlich nicht dazu geschaffen, auf ständig wechselnde Inputs zu reagieren, sondern wir brauchen – insbesondere als Kinder und Jugendliche – Kontinuität und Stabilität. Insofern ist eine Gewöhnung an den potenziellen Dauer-Input durch Handys eher widersinnig und unangemessen, was für Erwachsene und insbesondere für Kinder gilt.

> Die Geschichte lehrt dauernd, aber sie findet offenbar keine Schüler.
> Ingeborg Bachmann

Warum das ganz besonders auf Kinder mit ADHS zutrifft, erfahren Sie, wenn wir Michi besuchen ...

## Streitpunkt

Mein junger, zwar zappeliger, aber intelligenter Freund Philipp hat sich sicherlich ebenfalls schon mehrfach Gedanken über das Thema Handy gemacht. Wahrscheinlich hätten wir heftig gestritten, lebten wir gemeinsam in der heutigen Zeit. Schließlich sind wir ja beide nicht nur input-süchtig, sondern zuweilen auch ein wenig streitsüchtig. ADHS und

*Streit* hängen häufig miteinander zusammen. Ursachen für Streit können Ungerechtigkeit, Überforderung oder schlicht Ungeduld sein.

Kontrovers diskutiert hätten wir über Handys ziemlich sicher, denn für mich sind sie ein Reizthema.

Philipp dagegen hält Handys wahrscheinlich kaum für gefährlich. Was weiß er denn schon von diesem Handywahn, der Kinder heutzutage überrollt.

*»Zu deiner Zeit hat man sich ja noch mittels Trommeln verständigt, junger Freund.*

*Ja, ich weiß, es hat damals auch schon Telefone gegeben ... Entschuldige Philipp, ich kann es nicht lassen, dich ab und zu ein wenig zu ärgern. Das brauche ich. Und du offenbar auch, weil du immer so schön darauf anspringst. Das hat eben bei dir, wie bei mir auch, mit dem ADHS zu tun.«*

Auf manches ziemlich rasch anzuspringen, sich auf der Stelle zu ereifern, sobald das Gegenüber nur den geringsten Zunder liefert, ist ein Reaktionsmuster, das uns selbst manchmal etwas Angst macht. Aber darüber haben wir ja schon im Abschnitt über das »Auszucken« gesprochen.

Philipps gute alte Zeit war jedenfalls noch nicht belastet von all dem Input und vor allem nicht von dem permanenten Multitasking, wie es manche Kids heute erleben und so wie es sich etwa auch für Michi darstellt.

> *Der eine wartet, dass die Zeit sich wandelt.*
> *Der andere packt sie kräftig an und handelt.*
> Dante Alighieri

Ich jedenfalls verwehre mich strikt gegen die »mathematische Gleichung« Kind plus Handy sei gleich Lebensqualität. Diese Gleichung löst sich eher zu Ungunsten des Kindes auf, das in unserer übertechnisierten Gesellschaft lebt, ganz sicher aber zu Ungunsten eines ADHS-betroffenen Kindes.

#### ▶▶ Fall 28: Stressman

Bei dem elfjährigen Michi ist nach zwei Tests ADHS diagnostiziert worden und seine Eltern haben mich um eine Beratung und einen Besuch bei sich zu Hause gebeten:

*»Bitte helfen Sie uns. Michi kann sich keiner einzigen Sache mehr als drei Minuten lang widmen, dann kippt er schon weg.«*

Tatsächlich: Es ist ein offensichtlich hyperaktiver kleiner Bursche, der mir da entgegensaust und sich mit einem kaum zu überbietenden Sprechtempo vorstellt: »*Hallo, Geri, ich bin der Michi und ich muss dir jetzt gleich mein Zimmer zeigen und dann zeig ich dir meine Autosammlung und dann ...*«

Innerhalb von acht Minuten hat Michi mir bereits 26 Highlights in seinem Zimmer gezeigt. Nicht einmal ich komme bei diesem Tempo noch wirklich mit, trotz meines sonst eher unerschöpflichen Input-Potenzials. Deutlich ist: Michi kann sich nur ganz kurz auf eine bestimmte Sache konzentrieren, springt – nach kurzer Aufmerksamkeit – gleich weiter zur nächsten. Seine Fokusspanne ist extrem kurz, oft bricht er sogar mitten in einer Erklärung ab, um sofort zur nächsten zu kommen. Als ich versuche, ihn ein wenig einzubremsen, indem ich ihn mit ruhiger Stimme auf die namentliche Vorstellung seiner bemerkenswert hübschen Stofftiere fokussieren möchte, schweift er schon nach seinem dritten Kuschelfreund wieder ab und reißt ruckartig eine weitere Kastentür auf. Drinnen sind seine neuen Rollerskates.

Nach einem kurzen und informativen Gespräch eröffnet sich mir, dass die Lebensbedingungen für den offenbar blitzgescheiten Bub einigermaßen unruhig sein dürften.

Abgesehen von überaus zahlreichen Spielsachen und den generell ziemlich stressigen und hektischen Tagesabläufen aller Familienmitglieder besitzt Michi seit seinem sechsten Lebensjahr ein eigenes Handy.

Zwei Dinge sind mir in diesem Zusammenhang aufgefallen:

Zum einen hat Michi außergewöhnlich viele Freunde, die ihn wie einen gestressten Manager über den Tag verteilt quasi ans Handy fesseln. *Passt gar nicht so ganz zu der üblichen ADHS-Außenseiterrolle, so viele Freunde,* denke ich. Ich selbst war jedenfalls ein Außenseiter.

Zum andern ist da noch das kleine Hobby seiner Mutter: Die beruflich stark engagierte Frau zerhackt Michis Tagesablauf – offenbar ohne Bedenken – in kleine, für sie selbst gut überschaubare Stückchen, indem sie ihre beliebten Kontrollanrufe mittels Handy im Abstand von höchstens zwei Stunden durchzieht: »*Was machst du denn gerade?*«, »*Hast du auch schon dein Jausenbrot gegessen?*«, »*So, jetzt hörst du dann mal auf zu spielen und setzt dich an deine Schularbeiten*« usw.

*Es gibt Wichtigeres im Leben, als beständig
dessen Geschwindigkeit zu erhöhen.*
Mahatma Gandhi

*Wir* kennen ja bereits die »Stör-Falle«, aber Michis Mutter offenbar bislang noch nicht.

Berührt hat mich, wie Michi selbst seinen Dauerfreizeitstress wahrnimmt: »*Nö, ich hab keinen Stress, so viel telefoniere ich ja gar nicht!*«

Dass ich jedoch mit meiner Einschätzung richtig liege, dass Michi mindestens einmal pro Stunde telefoniert, zeigt sich, als die 19-jährige Studentin Julia mit ihm einen Nachmittagsausflug plant. Julia ist Mitarbeiterin in einer Nachmittags-Betreuungseinrichtung, einem Partner-Institut von unserem *Verein KiddyCoach* und sie versteht sich mit dem Jungen recht gut. Die beiden wollen heute zum Skaterplatz Halfpipe. Michi freut sich schon darauf, denn er will der sportlichen Julia seine neuesten Kunststücke vorführen.

Auf dem Weg zu dem Sportplatz läutet Michis Handy zum ersten Mal, ein Freund: »*Treffen wir uns beim Dezi? Da macht so'n neuer Laden auf, es gibt voll viel umsonst!*« Michis kurzer Protest wegen des schon feststehenden Programms für diesen Nachmittag wird kurzerhand abgestoppt: »*Na gut, deine Aufpasserin darf auch mitkommen.*«
Gleich danach ist das Handy erneut in voller Aktion: Nach kurzer Rücksprache mit der Mutter wird die Skaterbahn für heute gestrichen, man fährt Richtung Donauzentrum – ein riesiger Einkaufskomplex, von den Kids kurz »Dezi« genannt. Im Tumult der sich vor dem neuen Geschäft drängelnden Leute greift Michi erneut in seine Gesäßtasche, das Handy hat vibriert.
Ein Mädchen aus seiner Klasse ist dran: »*Du Michi, magst du mit uns ins Kino gehen? Der neue 3-D-Film fängt heute an.*« Julia schüttelt fassungslos den Kopf, als Michi schon wieder mit seiner Mutter telefoniert. Vier Minuten später hat er sie überredet. Die Gratis-Gimmicks, die es vor dem Geschäft zu erbeuten gibt, und auch der Freund Karli sind auf einmal nicht mehr wichtig. Man muss zu lange warten, außerdem ist jetzt Kino mit den Mädels angesagt. Diesmal bedeutet es auch »aus« für die liebe Julia: Bei diesem Termin hat sie nichts mehr verloren, obwohl der Junge

sie bereits sehr lieb gewonnen hat, weil sie ihm eine gewisse Sicherheit, Struktur und einen gewissen Ruhepol bietet – was ihm daheim offenbar fehlt. Ihre Anwesenheit ist jedenfalls für heute gestrichen, ebenso wie zuerst schon das Vorhaben, zur Halfpipe zu fahren.

## Task Jumper

Michis Situation ähnelt der vieler anderer Kinder seines Alters und steht nicht ausschließlich mit ADHS in Verbindung. Sobald man diese Kids nach ihren Lieblingsbeschäftigungen fragt, wissen sie oft nicht einmal mehr, womit sie sich noch kurz vorher befasst haben.

Ich nenne dieses Phänomen »Task Jumping«, frei nach dem englischen Wort für Aufgabe oder Vorhaben. Mein Begriff beschreibt – aus der Warte des Pädagogen – eine Gefahr für Kinder und Jugendliche, nämlich den Verlust der notwendigen Stabilität durch ständig wechselnde Vorhaben und Stimmungslagen.

Im Hinblick auf die ohnehin fragilen, von ADHS betroffenen Gemüter ist dieser Denkanstoß in Richtung totale Überforderung noch viel bedeutsamer.
Task Jumping ist somit ein überaus nachhaltiger Überlastungsfaktor. Es kann allerdings nicht nur durch exzessive Handynutzung verursacht werden, sondern auch durch das Umfeld – Eltern, Bezugspersonen, Peer Groups, d. h. Gruppen von Kindern und Jugendlichen ähnlichen Alters, oft auch ähnlicher sozialer Herkunft. Schließlich stellen andauernd wechselnde Pläne und das unvorhersehbare »Zappen« durch Angebote und Projekte in der heutigen Zeit oft schon den Normalzustand dar.

## Einfühlsamkeit gefragt

Versuchen Sie nun, sich mit Philipp und mir gemeinsam in drei verschiedene Typen von Menschen einzufühlen.

**Typ eins:** *Der »Otto-Normal«-Erwachsene*
Stellen Sie sich vor, wie es Ihnen an Ihrer Arbeitsstelle ergehen würde,

erhielten Sie dauernd neue Anweisungen, wo sie immer noch mit dem Verarbeiten der vorigen Aufgaben beschäftigt sind.

Szenenwechsel: Lassen Sie sich kurz auf das Gefühl ein, das Sie vermutlich haben, wenn Sie sich schon lange auf einen Urlaub gefreut haben, der dann aber plötzlich aufgrund von irgendetwas oder irgendjemandem nicht stattfinden wird. Es kann sich auch um einen Tagesausflug oder um ein lauschiges Abendessen zu zweit handeln: geplant, verworfen, längst durch zwei neue Termine überlagert.

Und? Fühlen Sie sich jetzt gut in Ihrer Haut?

**Typ zwei:** *Ein beliebiges Kind*
Philipp erinnert mich daran zu betonen, dass wir zunächst von einem »ganz normalen« Kind sprechen. *»Ja, danke du vorlauter Besserwisser; ich weiß, dass wir hier die Geschichten über AHDS-betroffene Kinder und Erwachsene sorgfältig von denen der normalen Mitmenschen unterscheiden müssen.«*
Dennoch frage ich mich, ob es wirklich so wichtig ist, diese Unterscheidung zu treffen, ob nicht letztlich alle Menschen ähnliche Sorgen und Nöte haben …

⏩ **Fall 29: Spielereien**
Stellen wir uns einen kleinen Jungen vor, neun Jahre alt, namens Barnabas. Er wirkt psychisch gefestigt, aufgehoben in seiner Familie, zufrieden mit sich selbst, ruhig und ausgeglichen – ein »normales« Kind.
Barnabas hat das Spiel «Monopoly» aus dem Kasten geholt. Seine Mutter hat ihm versprochen, mindestens drei Runden mit ihm zu spielen, bevor sie für den älteren Bruder das Essen kochen muss. Doch als alles vorbereitet ist, kommt der Bruder unerwartet früher aus der Schule. Die Mutter entschuldigt sich kurz, das Spiel kann nun nicht stattfinden. Enttäuscht baut Barnabas als Alternativprogramm mit seinen Plastiktieren auf dem Boden seines Zimmers einen kleinen Zoo auf. Dieses Spiel kann ihn gut und gern zwei Stunden beschäftigen, er spricht mit den Tieren und lässt sie vor Publikum auftreten. Somit ist er wieder ganz zufrieden. Da stürzt sein Bruder Billy ins Zimmer: *»Komm, wir spielen Schach!«* Der elfjährige Billy ist stolz, dass er dem kleinen Bruder Schach beibringen darf. Bar-

nabas wehrt sich nur kurz: »*Aber wir wollten «Monopoly» ... und meine Tiere ...*«

Doch er fügt sich den Wünschen seines älteren Bruders und das Schachbrett wird aufgebaut.

Wer Schach spielt weiß: eine halbe Stunde vergeht dabei wie im Fluge. Doch die beiden *haben* heute nur diese halbe Stunde Zeit. Denn plötzlich erscheint die Mutter auf der Bühne des Alltags: »*Ihr müsst jetzt eure Schularbeiten machen, jetzt sofort!*«

Können Sie Barnabas' sich ununterbrochen ändernde Stimmungslage in diesem Moment nachvollziehen?

**Typ drei:** *Ein Kind mit ADHS*

Wir kennen bereits Michi und sein tägliches Task Jumping. Keine weitere Vorstellung nötig, denke ich.

Ein wenig haben Sie sich durch die Lektüre dieses Buches schon in unsere Gefühlswelt einleben können, oder? Dann versuchen Sie jetzt, sich das Gefühls- und Gedankenchaos vorzustellen, das in Menschen wie Michi tobt, wenn sie andauernd aus etwas herausgerissen werden, auf das sie sich gerade eingestellt und gefreut haben. Noch schlimmer wird es, wenn die Tätigkeit schon angefangen hat.

In diesem Kontext dürfte verständlich werden, dass Task Jumping die Entwicklung insbesondere von Kindern wie Michi stark beeinflusst.

Durch andauernde, rasch aufeinanderfolgende Veränderungen kann es passieren, dass Kindern etwas, das sie sehr dringend brauchen, verloren geht: das Gefühl, sich auf etwas längerfristig einstellen zu können. Eine solch stabile Situation brauchen sie jedoch für ihre seelische und kognitive Entwicklung, weil sie ihnen Sicherheit vermittelt.

## Erzkonservativ

Schon normale Kinder mögen häufige Abwechslung nicht besonders, sie sind zutiefst konservative Wesen. Am liebsten haben sie es, wenn alles beim Alten bleibt. Dinge, die sie sich einmal vorgenommen haben, wollen sie am liebsten auch bis zum Ende durchhalten dürfen. Das ist ihre einzige Möglichkeit, sich auf das manchmal anstrengende Erwachsenenleben vorzubereiten. Nur wenn sie ihre konservative Haltung ausleben dürfen, können sie später Werte wie Zuverlässigkeit, Kontinuität und Ausdauer vermitteln und ausleben!

Auch ganz normalen Kids tut also ständiges Task Jumping nicht gut. Umso mehr können Sie sich vielleicht jetzt vorstellen, wie schlimm für uns ADHS-Betroffene die ununterbrochenen Handy-Inputs sind, da wir ohnehin ständig unter unserem inneren Chaos leiden.

*»Willkommen auf meinem Planeten«, meldet sich Philipp, »mir ist es da-mals im »Struwwelpeter« ja schon schlecht genug gegangen. Und dabei hat-te ich noch gar kein Handy. Wie muss es euch dann erst gehen? Beneiden tu ich euch moderne Kinder jedenfalls nicht, ihr tut mir sogar ein wenig leid. Aber ich weiß natürlich schon, dass es in eurer Welt der Handys und anderer segensreicher Einrichtungen schließlich vor allem um wirtschaftliche Inte-ressen geht.«*

Hier kann und will ich dem kleinen Zappelphilipp nicht widersprechen!

## ZAPPELPHILIPPS TOP-FLOPS

Die exzessive Nutzung von Kommunikationsmitteln wie Handys als fixe Bestandteile in unserem Lebensalltag fördert unser besonderes Verhalten stark, zum Beispiel die Impuls-kontrollstörung und unsere Unkonzentriertheit.

Unsere typische Getriebenheit und die planlose Verwirrung erhöhen sich unter exzessiver Handy-Nutzung signifikant. Förderlich ist das beschriebene Task Jumping für uns ADHS Betroffene jedenfalls keineswegs.

Je jünger das Gehirn, desto empfindlicher ist es übrigens nicht nur gegen jede Art von Strahlung, sondern vor allem gegen das permanente Aufklappen der Stör-Falle. Eine gesunde Weiterentwicklung und auch therapeutische Erfolge können durch die beschriebenen Abläufe möglicher-weise verhindert werden.

*Gelegentlich führt erst ein Fehler auf den richtigen Weg.*
Konrad Adenauer

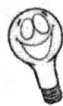

**ZAPPELPHILIPPS TOP-TIPPS**

Stattet unsereins – und am besten jedes andere Kind auch-
bitte so spät wie möglich mit einem eigenen Handy aus.

Wenn ihr meint, dass so ein Ding wirklich sein muss, trainiert uns wenigstens zur selektiven Nutzung dieser »Notfall-
einrichtung« Handy. Im Normalfall hieße das: Das Handy
schweigt die meiste Zeit. Es wird somit dann zur Hilfe, wenn
ein wirklich anders nicht lösbarer Notfall eintritt.

### Fremdkompetenz – Eigenkompetenz

Leider wird die Schwelle zu »nicht lösbar« zunehmend herabgesetzt:
Wenn ein Kind sich zu sehr daran gewöhnt, wegen allem und jedem und
zu jederzeit jemanden anrufen zu können, entwickelt es keine Eigen-
oder Lösungskompetenz. Diese sollten Sie Ihrem Kind – gemeinsam mit
der von Philipp beschriebenen eingeschränkten Handynutzung – jedoch
vermitteln.

*Es kann mich niemand daran hindern, über Nacht klüger zu werden.*
Dr. Konrad Adenauer

# DIE TOTALE ÜBERFORDERUNG PART 3
## Von Santa Saus, dem rasenden Weihnachtsmann

**Dass Überforderung unerwartet simple und durchaus materielle Gründe haben kann, erfahren wir jetzt. Dabei wird es sich nicht vermeiden lassen, einige zugegebenermaßen drastische Beispiele aus der Praxis zu schildern.**

**Martin und Nathalie waren jedenfalls bis vor Kurzem durch die aufdringliche Art von Santa Saus noch maßlos überfordert.**

*Keywords*
**Kategorie:** möglicher »ADHS-Verstärker«
**Verknüpfte Symptome:** Aufmerksamkeitsspanne, Input-Sucht, Unzufriedenheit, Selbstwert, Ungeduld
**Lösungspotenzial:** weniger ist mehr, langsamer ist schneller
**Verknüpftes Entspannungspotenzial:** erhöhte Wertschätzung kann zur Entspannung beitragen.

Philipp, den man zu seiner Zeit wohl kaum als verwöhntes Kind hätte bezeichnen können, würde sich heutzutage sicher mitunter Fragen wie diese stellen: »*Sind heutige Kinder trotz ihres prall gefüllten Spielzeugschrankes nicht viel unzufriedener, als wir es damals waren? Vielleicht sind sie es sogar gerade wegen des vielen Spielzeugs und weil sie damit überfordert sind? Ich jedenfalls habe nur zwei Spielsachen gehabt, aus Holz, versteht sich. Ich habe mich zwar andauernd zappelig gefühlt, aber dennoch ziemlich glücklich.*«
»*Gut, dass du nicht so verwöhnt worden bist, lieber Philipp*«, denke ich schmunzelnd, »*so kannst du die Überforderungen, an denen die Kids heutzutage leiden, sicher viel klarer erkennen.*«
Es verhält sich meiner Wahrnehmung nach nämlich heutzutage tatsächlich so mit der Unzufriedenheit unserer Kinder. Der mögliche Auslöser für diese Art der »totalen Überforderungsfalle«, wie ich sie in meinen Büchern nenne, trifft sicher Kinder, die ADHS haben oder prädisponiert

dafür sind noch härter, wobei die Grenze zwischen normalen und betroffenen Kids hier fließend ist.

Es stellt sich die Frage, was wir Erwachsenen anrichten, wenn wir unsere Kinder ständig mit neuen materiellen Sachen, genau genommen also mit neuen Inputs, überhäufen. ADHS-Betroffenen ist diese Form der Überforderung also kaum zuträglich, wie wir ja schon wissen. Fragen wir uns also, was wir denn tun können, um den »Zauber des Wartens« zu fördern, und zwar bei *allen* Kindern.

### Fragen, Beispiele, Antworten

Entstehen nicht dadurch, dass man viel besitzt, immer schneller neue Wünsche, die vielleicht gar nicht schnell genug erfüllt werden können?
Verringert sich nicht die Wertschätzung für so manche »Kleinigkeit«, sobald man verwöhnt wird?
Kommt nicht schon bei so manchem Kind, das übersättigt ist mit Spielzeug, mehr Frust als Lust auf?

> *Glück hängt nicht davon ab, dass wir bekommen, was wir nicht haben,*
> *sondern davon, wie gut wir nutzen, was wir haben.*
> Thomas Hardy

Sind es nicht Merkmale von Überforderung, wenn ein Kind zum Beispiel sagt: »*Das Teil wollte ich ja gar nicht*«, »*Hey, wieso krieg ich das Spiel nicht gleich heute?*«
Haben wir Erwachsenen verringerte Aufmerksamkeit, mangelnde Wertschätzung und Input-Sucht dann nicht zum Teil selbst verstärkt oder gar verursacht?
Könnte an all dem womöglich der gute, alte »Santa Saus, der rasende Weihnachtsmann«, schuld sein?
Um Antworten auf all diese Fragen zu finden, schauen wir ihm doch heimlich mal bei der Arbeit zu. Vielleicht sehen wir dann klarer?

#### ▸▸ Fälle 30 und 31: Bestellservice

Der neunjährige Martin ist anscheinend normal und gesund, fällt aber in letzter Zeit durch große Unruhe und Zappeligkeit und vor allem durch ständiges Nörgeln auf, sowohl zu Hause als auch in der

Schule. Martin wünscht sich ein neues City-Bike. Es muss ein besonderes und nebenbei ziemlich teures sein, »*nur das X9 will ich, und kein
anderes!*«, keift er gereizt seinen Vater an. Martin hat das X9 jetzt endlich bekommen. Doch etwas daran ist bedenklich: Den Wunsch nach
einem neuen Fahrrad hat der Bub vor knapp einer Woche zum ersten
Mal ausgesprochen.

Als Martin mir vorgestellt wird, weil er daheim eben ständig herum-
meckert und sich mit seinen knapp zehn Jahren schon wie ein heftig
pubertierender Jugendlicher verhält, zeigt er mir in der Garage seines
Vaters stolz die anderen vier Fahrräder, die er bereits besitzt.

Martins Familie kann sich offensichtlich einigen Luxus leisten. Der Vater
ist gut und viel beschäftigt, und darin liegt wohl auch ein Problem: Statt
mit seinem Sohn gemeinsam Zeit zu verbringen, überhäuft er ihn regelmäßig mit teuren Geschenken. Dies löst allerdings aus, dass der Junge
immer unruhiger und ungeduldiger wird und sich mit nichts mehr so
richtig zufriedengeben kann: Anzeichen genereller Input-Sucht. In letzter Zeit lässt auch sein Selbstwertgefühl spürbar nach. Der dadurch auf-
gekommene Verdacht auf ADHS war der Grund, weshalb Martins Eltern
mich gerufen haben. Doch kann ich sie nach Ausfüllen meines Spezial-
Fragebogens und einem längeren Gespräch mit dem Jungen beruhigen:
»*Martin leidet nicht an ADHS, er ist vielmehr von Santa Saus, dem rasenden
Weihnachtsmann, mit dem Virus der Input-Sucht angesteckt worden.*« Mein
Tipp ist daher einfach und klar: »*Lehren Sie Martin Geduld und Wertschätzung, indem Sie aufhören, ihn mit Ihrem Geld zu verwöhnen und damit zu
überfordern. Santa Saus kommt nur zu Weihnachten!*«

Die zehnjährige Nathalie öffnet ihre Weihnachtsgeschenke schon einen Tag vor Heiligabend, damit sie, die immer ungeduldig und aufge-
kratzt ist, dann nicht mehr so lange warten muss. Außerdem haben an
dem Tag immer die Verwandten Zeit, ihre Geschenke vorbeizubrin-
gen und sich zu freuen über die strahlenden Kinderaugen der kleinen
Prinzessin.

Gut so, liebe Verwandte von Nathalie, sehr ökonomisch gedacht! Das
bringt euch viel Zeitersparnis und wahrscheinlich ein glückliches Kind
mehr! Aber könnte es nicht vielleicht auch damit zu tun haben, dass ihr
euch andauernd gegenseitig übertreffen wollt mit dem »besten« Ge-

schenk für die Kleine? Und damit, dass alle Anwesenden dann eure »Leistung« sehen können?

Zack – schon fliegen die Fetzen des elften Packerls nach hinten ... Keine Spur von Geduld oder freudiger Spannung! »*Mist, das Teil habe ich ja schon*«, beschwert sich Nathalie. Und schon fliegt die Schachtel mit dem teuren Inhalt dem Geschenkpapier hinterher. Ein paar Minuten später sind alle Pakete offen. »Cool!«, quietscht da die Kleine plötzlich, »*alle achtzehn! Fünf mehr als voriges Jahr!*« Nach anfänglicher Ratlosigkeit über diesen Ausbruch wird ziemlich bald allen Anwesenden klar: Nathalie hat ihre Geschenke kurz zuvor mittels Wunschlisten bei Eltern, Großeltern und Verwandten vorbestellt und offenbar alle Bestellungen restlos geliefert bekommen.

Wichtig waren für das überforderte Kind nicht etwa die einzelnen Geschenke oder von wem sie was bekommen hat, sondern die *Anzahl* der erhaltenen Pakete.

Vor einiger Zeit hat sie die Diagnose ADS bekommen.

### ▶▶ Fall 32: Vorratskauf

Auch Toni, der 11 Monate alte Sohn einer Freundin, dessen erstem Weihnachtsfest ich beiwohne, bekommt Berge von Geschenken: Unglaubliche 14 Pakete habe ich gezählt, für ein elf Monate altes Baby! Inklusive Schaukelpferd, das er laut Etikett erst ab sechs benutzen kann. *Auf Vorrat, man weiß ja nie ...* Auf meine Frage hin meint seine Oma: »*Aber der Kleine hat doch so schön gespielt unterm Weihnachtsbaum!*«

Ja sicher, das hat er. Aber mit dem Geschenkpapier, Leute!

Wie Toni sich entwickeln wird, lässt sich noch nicht sagen. Aber Vorsicht! Wenn Santa Saus versucht, sich jedes Jahr selbst zu übertreffen, kann die Input-Sucht auch vor Toni nicht lange haltmachen. Dann beschwert euch aber nicht, dass der schon ganz zappelig gewordene Junge sich nie lange auf ein einziges Spiel konzentrieren kann ... *Ich* habe euch schließlich gewarnt!

## Wartezeit und Wertschätzung

Meiner Ansicht nach liegt in der regelmäßigen und eher längeren Wartezeit auf die Erfüllung bestimmter Wünsche ein besonderer Zauber der Kindheit. Kinder *müssen* nicht warten, sie *dürfen* es. Hier setzt einer der wichtigsten therapeutischen Effekte gegen ADHS an, den Sie selbst umsetzen können: der leider bei ADHS ohnehin vorhandenen Ungeduld nicht auch noch Vorschub zu leisten, indem Sie Wünsche zu rasch und zu zahlreich erfüllen.

> *Ein Zauber der Kindheit liegt im »Warten dürfen«.*
> *Dem »Warten müssen« jedoch ist aller Zauber entzogen.*
> Zappelphilipp

Die Wartezeit bietet der Fantasie Platz, und die birgt das eigentliche Erlebnis. Sie erzeugt zugleich trotz gespannter Erwartung eine gewisse Ruhe und Stabilität im Denken und Fühlen des Kindes.

> *Fantasie ist der Versuchsballon, den man*
> *am allerhöchsten steigen lassen kann.*
> Laureen Bacall

In dieser Zeit kann ein Kind außerdem die wertvolle Eigenschaft Geduld so gut entwickeln und damit auch Vorfreude, Hoffnung und letztlich die Wertschätzung dessen, was nach der Wartezeit eintritt.

> *Ein Mensch, der verlernt hat, auf etwas zu warten, hat aufgehört,*
> *auf etwas zu hoffen. Und was ist ein Mensch ohne Hoffnung?*
> Gerhard Spitzer

Die meisten Eltern ADHS-betroffener Kinder fühlen sich belastet oder gestresst dadurch, dass es den Kindern an Geduld mangelt.

Um es zusammenzufassen: Mit Santa Saus' Hilfe können zwei Dinge schiefgehen:
Erstens verlernt ein Kind bald, sich einer bestimmten Sache langfristig und vor allem intensiv zu widmen. Die Aufmerksamkeitsspanne verringert sich.

*Höre ich da etwa Philipp im Hintergrund kichern, weil er es witzig findet, dass wir Erwachsenen etwas selbst verursacht haben könnten, was wir ausgerechnet bei Kindern wie ihm so auffällig und untragbar finden?*

Zweitens geht bei einer Vielzahl von zu schnell erfüllten Wünschen die Wertschätzung für das Detail, für die einzelnen Dinge verloren. Einzelne Ereignisse und auch Menschen wertschätzen zu können, ist jedoch eine Fähigkeit, die gerade für uns ADHS-Betroffene unglaublich wichtig wäre, denn sie verschafft das notwendige Gefühl von Struktur, Stabilität und vor allem Selbstwert.
Unser Selbstwertgefühl befindet sich ja allzu oft in permanenter Unterbewertung.

*Wer gelernt hat, andere Menschen und kleine Ereignisse hoch zu schätzen, kann diese Fähigkeit auch viel leichter an sich selbst erproben.*
Zappelphilipp

Für einen entspannten Umgang mit ADHS könnte also vielleicht ein Ruhestand für Santa Saus ein nützlicher Baustein sein.


**Ruhestand für Santa Saus?**

Wir meinen es gut mit unseren Kindern, wenn wir sie beschenken. Aber müssen es denn immer materielle Dinge sein?
Martins Familie hat etwas entscheidend verändert. Kurzerhand und mit einer ziemlich genialen Idee haben sie Santa Saus in den Ruhestand geschickt: Schon zum zweiten Mal haben sie zu Weihnachten gänzlich auf Pakete verzichtet und stattdessen veranstalten sie alle gemeinsam unter dem Weihnachtsbaum ein gemütliches »Lagerfeuer«.
Die Indoor-Feuerstelle ist zwar nur eine Imitation mit flackernden Lichtern, Holzscheiten und Rauch, aber dafür sehr romantisch. Ohne den früheren Vorweihnachtsstress wegen der Geschenke haben sie jetzt alle Zeit dafür, das Lagerfeuer gemeinsam aufzubauen und zu genießen. Martin hat den Feuerplatz entworfen und er ist sehr stolz darauf.
Nachdem alle Lieder gesungen und alle Gedichte aufgesagt worden sind, »packt« jedes Familienmitglied seine eigene Idee aus, eine tolle Überraschung, etwas, über das sich alle freuen können. Die Familienregel lau-

tet: Jeder Vorschlag wird ernst genommen. Letztes Jahr hat der Vater mit seiner Idee alle verblüfft: Er hat sich zum ersten Mal die ganzen Weihnachtsferien frei genommen und dies am Lagerfeuer feierlich verkündet. Ein spontaner Schiurlaub für alle war somit *die* Weihnachtsüberraschung schlechthin.

Martin hat schon lange nichts mehr zu meckern daheim. Mir fällt auf, dass er erheblich ruhiger und ausgeglichener geworden ist, und ich glaube nicht, dass er noch weiterhin eine ADHS-Begleittherapie braucht.

## ZAPPELPHILIPPS TOP-TIPPS

Versucht, euch mit dem Schenken mehr Zeit zu lassen. Wir werden ohnehin von Reizen überflutet und wollen im Grunde gar nicht, dass sich unsere Wünsche sofort erfüllen, denn das überfordert uns nur und macht uns erst recht input-süchtig. Gönnt uns die süße Qual des Wartens und lasst uns Zeit für Fantasie: »*Wie wird es sein, wenn ich das tolle Teil dann endlich habe?*«

Lasst euch so oft es geht etwas anderes einfallen als materielle Geschenke. Besonders wir sensiblen Kinder mit ADHS freuen uns auch über Ereignisse, besondere Anerkennung oder einfach über schöne gemeinsame Stunden, damit fühlen wir uns reich beschenkt.

Erfüllt uns einen Wunsch erst dann, wenn wir ihn schon länger und wirklich ernsthaft hegen. Nur so lernen wir, nicht noch mehr und ständig wechselnde Reize einzufordern und uns damit zu überfordern.

**Nachgefragt**

Nathalies Mutter hat bereits einen Tipp von mir in die Tat umgesetzt, indem sie klargestellt hat: »*Es wird sich bald keiner deiner Wünsche erfüllen, wenn es täglich immer mehr werden.*«

> *Wohl denen, die ihren Kindern den Sinn dafür bewahren,*
> *dass kleine Dinge sie freuen.*
> Jeremias Gotthelf

# DIE TOTALE ÜBERFORDERUNG PART 4
## Von Entscheidungen und Freiheiten

**Die Überforderungs-Falle, die ich nun beschreiben werde, kann ein nachhaltiges Fehlverhalten auslösen, das Eltern dann völlig falsch interpretieren. Es geht um die »Qual der Wahl«, die bei Zappelphilipp leicht zu einem verminderten Selbstwertgefühl und schließlich sogar zur völligen Resignation führen kann.**

**Die kleine Sabrina hat das eine Zeit lang am eigenen Leib sehr deutlich zu spüren bekommen …**

*Keywords*
**Kategorie:** möglicher »ADHS-Verstärker«
**Verknüpfte Symptome:** Input-Sucht, Unzufriedenheit, Selbstwert, Unentschlossenheit
**Lösungspotenzial:** Konsequenz, Auswahl einschränken, Struktur
**Verknüpftes Entspannungspotenzial:** weniger Entscheidungsfreiheit kann weniger Druck und mehr Selbstsicherheit bedeuten, positive Selbstwahrnehmung

## Entscheidungsfreiheit

Kindern und Jugendlichen werden in der heutigen Zeit sukzessive mehr Rechte zugestanden, somit auch, Entscheidungen selber zu treffen und ihre Meinung zu äußern, und zwar sowohl allgemein gesellschaftlich als auch im privaten Bereich.
Bei sensibleren Kindern kann dies allerdings mehr inneres Chaos als die erwünschte Freiheit bewirken.

Ich lerne immer mehr Menschen kennen, die ihre Kinder bei allen nur erdenklichen Gelegenheiten um ihre eigene Meinung oder Entscheidung fragen. Doch kann man nicht allen Kindern unbedingt damit gerecht werden. Die Freiheit, selbst eine Auswahl zwischen verschiedenen Optionen im eigenen Lebensumfeld treffen zu dürfen, kann bei manchen einen heftigen Druck erzeugen, dessen negative Folgen für die kindliche Selbstwahrnehmung selten sofort auffallen.

Vor allem, wenn die Eigenkompetenz nicht ausreichend unterstützt wird, tun Kinder sich schwer mit Entscheidungen und für Kinder mit ADHS oder ADS kann die freie Auswahl zur unüberwindbaren Hürde werden.

### ▶▶ Fall 33: Damenwahl

Die Mutter der siebenjährigen Sabrina klingt bereits am Telefon ziemlich gestresst: »*Ich halte den täglichen Stress mit meiner Tochter vor der Schule nicht mehr aus*«, klagt sie. »*Morgens wird sie einfach nicht fertig mit dem Anziehen, trödelt herum, kommt mehrmals halb angezogen wieder aus ihrem Zimmer, ist knapp vor dem Aufbruch zur Schule noch immer nicht fertig und nörgelt dann auch noch, dass ihr dieses und jenes Teil nicht gefällt, das sie gerade anhat. Damit bringt sie mich schließlich so sehr auf die Palme, dass es jeden Tag Streit gibt. Ich fühle mich aus zwei Gründen von ihr provoziert: Erstens hat sie mehr als genug schöne Sachen zum Anziehen, zweitens mache ich ihr keine Vorschriften und lasse ihr immer die freie Wahl.*«

Diese letzten Worte allein hätten schon genügt, meine übliche Neugier zu wecken, aber das Folgende lässt in meinem Terminkalender plötzlich wie von selbst einen sehr kurzfristigen Termin entstehen. Schmunzelnd muss ich da an die Worte eines sehr engagierten Professors während meiner Ausbildung am Institut für Sozialpädagogik denken. Oft hat der kluge Mann damals meine ADHS-typischen Klagen wegen persönlichen Zeitdrucks und Stress so kommentiert: »*Jammern Sie nicht über Zeitmangel! In Wahrheit* hat *niemand wirklich viel Zeit, sondern man* nimmt *sie sich. Und zwar dann, wenn man etwas gerne tut und es einem wichtig ist.*«

Als mir Sabrinas Mutter erzählt, bei der Tochter liege seit einem Jahr der Befund ADS vor, nehme ich mir also kurzfristig die notwendige Zeit. Mit ADS ist, wie wir bereits wissen, jene Verlaufsform gemeint, bei der nicht die allgemein deutlich spürbare Hyperaktivität im Vordergrund steht.

Noch in derselben Woche lerne ich also die verspätet eingeschulte Erstklässlerin Sabrina und ihre Mutter kennen. Tatsächlich wirkt Sabrina auf mich sehr verträumt und zeigt schon beim ersten Gespräch die ADS-typischen Merkmale des Abgleitens ihrer Aufmerksamkeit. Ich kann beobachten, wie der Blick des Mädchens nach anfänglich gutem Kontakt mit einem Mal durch mich hindurchzugehen scheint. Sabrina beherrscht diese mir sehr vertraute »Fähigkeit« anscheinend sehr ausgeprägt. Schnell wirkt sie überfordert und abwesend, bald ist ihr Fokus auf Nebensächlichkeiten gerichtet. Kleine Störungen, die sich um uns herum abspielen, lenken sie vollkommen ab.

Sabrinas Mutter nimmt an, ihre Tochter wolle mit den täglichen »Provokationen« lediglich ihre ungeteilte Aufmerksamkeit erhalten.
Damit allerdings liegt sie absolut falsch.
Zum einen beherrschen Kinder jenes planvolle, eher typisch erwachsene Verhalten der Provokation gar nicht wirklich, sondern sie testen bloß ihre Grenzen aus, zum anderen hat der Begriff »freie Wahl« mich aufhorchen lassen.

Sabrinas Mutter jedenfalls hat Tränen in den Augen, die beschriebene »tägliche Zeremonie« zermürbt sie. Sie will ihrer Tochter den Freiraum geben, vieles selbst zu entscheiden, und verwirklicht diesen hohen Anspruch, indem sie ihr auch die freie Wahl bei ihrem täglichen Outfit lässt.
Im Zuge meines Besuches zeigt Sabrina mir ihr Kinderzimmer.
Beinahe höre ich sie denken, wie sie täglich vor dem riesigen begehbaren Wandschrank mit der großen Auswahl an T-Shirts, Röcken, Hosen und Pullis steht: *»Was soll ich denn heute anziehen? Ich kann da nichts finden ... der Kasten ist ja so groß ... ich will das T-Shirt, das ganz oben liegt, aber da komm ich gar nicht dran ... das muss ich dann wieder der Mama sagen, nein, das will ich nicht. Aber das Teil da vorne ist auch schön ... ob es Mama auch recht ist, wenn ich das anziehe?... Muss ich nicht sowieso den neuen Sweater von Oma anziehen, weil sie mich heute von der Schule abholt?«*

Ohnehin ist Sabrina belastet mit alltäglichen und auch notwendigen Entscheidungen, die sie zu treffen hat, doch morgens unter Zeitdruck eine Auswahl treffen zu müssen über das, was sie anziehen soll, überfordert sie. Dieses Gefühl der Überforderung führt obendrein bei ADS zu einer gestörten Selbstwahrnehmung.
Eine eigene Entscheidung kann Sabrina nicht treffen, dadurch ist ein täglicher **Misserfolg** mit dieser Situation verbunden. Das tatsächliche Outfit des Tages wird letztlich nur unter Spannungen und durch offenen Streit gefunden. Der Anspruch der Mutter, ihrer Tochter freie Wahl zu lassen,

bleibt uneingelöst, denn am Ende entscheidet in der Regel ohnehin sie selbst, welche Kleidung gewählt wird. Aus der erwünschten Eigenkompetenz ist in der sensiblen Wahrnehmung des Mädchens Fremdkompetenz geworden: »*Ich bin ja sowieso zu blöd, mich für irgendetwas entscheiden zu können!*«

Dadurch rutscht Sabrinas Selbstwertgefühl in den Keller ab.

*Lösungsansatz*

Sabrina hat kein Interesse an der täglichen großen Freiheit, alles selbst auswählen zu dürfen, zumal unter Zeitdruck vor der Schule – was ohnehin schon eine alltägliche Situation ist, die für AD(H)S-Betroffene leicht zur Hürde werden kann, sofern es nicht gelingt, das hohe Spannungspotenzial aufzulösen. Wie das gehen kann, werden wir später unter Tipps und Flops besprechen.

Es gelingt mir, schon beim ersten Gespräch mit Sabrinas Mutter einen Weg aufzuzeigen: den der spielerischen Auswahl, und zwar schon jeweils am Abend vorher. Abends gibt es keinen Zeitdruck und Sabrinas Mutter schränkt nun auch die Wahlmöglichkeiten ein: Mit nur zwei bis drei Outfits zur Auswahl fällt es Sabrina plötzlich viel leichter, sich zu entscheiden. Außerdem lassen die beiden Sabrinas Lieblingspuppe mitentscheiden. So hat das Mädchen eine Verbündete, die bedingungslos zu ihr hält und auch noch einen Teil der Entscheidung auf ihre breiten Puppenschultern zu laden vermag. Dies tut Sabrinas angeknackstem Selbstwertgefühl richtig gut.

Danach verschließt die Mutter den Rest des reichhaltigen Kleidungssortiments konsequent im Kasten. So stehen Alternativen zu dem bereits ausgesuchten Gewand am Morgen einfach gar nicht mehr zu Wahl.

Wenn Sabrina sich besonders schnell entschieden hat, bekommt sie in der Anfangsphase des neuen Systems von ihrer Mutter ein »Dankeschön«: zum Beispiel eine Portion glitzernden Feenstaub vor dem Schlafengehen oder eine »x-large« Gutenachtgeschichte. Es ist die Anerkennung dafür, dass Sabrina nun immer öfter lange vor dem Aufbruch zur Schule vollständig angezogen beim Frühstück erscheint. Und darauf freut Sabrina sich so, dass sie ihre abendliche Auswahl gerne und mühelos einhält.

Jetzt sind auch Spaß und Entspannung in den täglichen morgendlichen Ablauf eingekehrt, die Belastung durch den Zeitdruck stellt sich nicht mehr ein.

## Entscheidungsgesellschaft

Schon im frühen Alter werden Kindern immer häufiger Fragen wie diese gestellt: »*Was möchtest du? Was darf's denn heute zu essen sein? Hast du dich schon entschieden? Suchst du dir jetzt endlich etwas aus?*« Nicht selten werden diese ständigen Fragen wie erwähnt als Druck und Überforderung empfunden, auch von nicht vorbelasteten Kindern, vor allem jedoch von Kindern mit ADS oder ADHS. Denn häufige Auswahl aus verschiedenen Optionen bedeutet erhöhten Input und vermehrte Reize.

> *Die Freiheit des Menschen liegt nicht darin, dass er tun kann, was er will,*
> *sondern dass er nicht tun muss, was er nicht will.*
> Jean-Jacques Rousseau

## Aktenzeichen ungelöst

ADHS-betroffene Kinder fühlen sich in Entscheidungssituationen oft nicht wirklich »frei«, sondern im Gegenteil unter einem Erfolgsdruck, der durch ihre Selbstwahrnehmung sehr leicht als ungelöst empfunden wird. Wiederholte Misserfolge können besonders die sensiblen Gemüter von ADHS-betroffenen Kindern nachhaltig schädigen. Diese Schädigung geht nicht unbemerkt vor sich, die Kinder teilen es uns durch ihr Verhalten unmissverständlich mit.
Hier gilt es, dass wir Erwachsenen unsere Augen und Ohren öffnen, um sie zu verstehen.

*Mal sehen, ob Philipp mir zustimmt.*

**ZAPPELPHILIPPS TOP-FLOPS**

Wenn es in euren Augen schlimm ist, dass wir mal wieder nicht erwartungsgemäß reagieren oder funktionieren, könnte vielleicht totale Überforderung wegen einer anstehenden Entscheidung der Grund dafür sein. Damit tun sich schon normale Kinder nicht leicht und unsereins erst recht nicht.

Nach wiederholten Überforderungen lernen wir, dass es nur Entscheidungen gibt, die wir nicht treffen können, und wir distanzieren uns dann immer öfter davon, überhaupt welche treffen zu *wollen*. Bald überlassen wir alle Entscheidungen zur Gänze euch, weil unser Selbstvertrauen bereits im Keller ist.

In Wahrheit will kein Kind vor dem Problem der Riesenauswahl stehen. Für uns ADHS-Betroffene stellen solche Situationen eine Hürde dar, die wir zuweilen als unüberwindbar empfinden.

Besonders schlecht vertragen wir, wenn ihr uns zu einer spontanen Entscheidung mehr oder weniger zwingen wollt: *»Jetzt sag doch endlich, was du willst.«*

Sind wir dann irgendwann mal erwachsen, werden wir es uns bereits zur Routine gemacht haben, vor jeder Entscheidung zu resignieren. Wir geben dann schon auf, noch bevor wir uns mit einer schwierigen Auswahl befasst haben.

*Freiheit bedeutet Verantwortlichkeit: Das ist der Grund, warum sich die meisten Menschen vor ihr fürchten.*
George Bernard Shaw

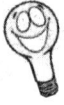

## ZAPPELPHILIPPS TOP-TIPPS
Entscheidet ruhig öfter mal auch etwas für uns. Wir fühlen uns dadurch nicht unfrei, sondern meistens sicherer, als wenn wir aus einer unüberschaubaren Anzahl oder zwischen zwei schwierig erscheinenden Optionen entscheiden müssen.

Es ist für unseren Selbstwert förderlicher, wenn ihr uns immer bloß ganz wenige Auswahlmöglichkeiten gebt, auch wenn ihr glaubt, uns damit einzuschränken.

Haben wir dann schließlich eine Wahl getroffen, dann nehmt unsere Leistung bitte positiv wahr – und so, dass wir es auch mitbekommen.

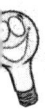

Sofern ihr etwas für uns entschieden habt, informiert uns, wie ihr zu diesem Entschluss gekommen seid, dann lernen wir viel nachhaltiger daraus. Es gibt uns Sicherheit und fördert unseren Ehrgeiz zur Nachahmung. Aber Achtung: Fallt nicht in das andere Extrem, indem ihr euch für jede eurer Entscheidungen rechtfertigt. Es ist ein Unterscheid, ob man unmissverständlich klarstellt, wie es zu einer Entscheidung gekommen ist, oder ob man sich dafür eigentlich entschuldigen möchte, sie getroffen zu haben. Uns würde das wiederum verunsichern.

Zieht eure Entscheidungen durch, sobald ihr sie für uns getroffen habt. Es gibt für unser ohnehin instabiles Strukturempfinden nichts Schlimmeres, als wenn einmal getroffene Vereinbarungen immer wieder umgestoßen werden. Das bringt uns nämlich keinen Lerneffekt, sondern erschüttert unsere fragile Basis in ihren Grundfesten.

### Nie wieder nachfragen?

Sollten Sie sich nun fragen, ob es generell falsch ist, ADHS-betroffene Kinder selber Entscheidungen treffen zu lassen, so kann ich Ihnen nur antworten: Nein!

Es ist nicht per se falsch, zu fragen, was wir ADHS-Betroffenen gerne möchten, nur nicht andauernd und schon gar nicht in Bezug auf die vielen Kleinigkeiten im Alltag.

Entscheiden Sie, welche Regeln für das gemeinsame Zusammenleben vorzuziehen und einzuhalten sind. Entscheiden Sie ohne langes Auswahlverfahren, was es zu essen gibt. Es muss nicht bei allem permanent nachgefragt werden. Uns ADHS-Betroffenen sind Strukturen im Alltag wichtiger als ein für uns diffuses Freiheitsgefühl. Lasst uns diese Freiheit gern beispielsweise bei unserer späteren Berufswahl. Denn nur in unserer wahren Berufung können wir uns verwirklichen.

*Nehmt uns ruhig ein wenig von unserer Entscheidungsfreiheit,*
*seid uns stattdessen öfter ein Vorbild, damit wir lernen,*
*wie man überhaupt Entscheidungen trifft.*
Zappelphilipp

# DIE TOTALE ÜBERFORDERUNG PART 5
## Von Mücken und Elefanten

**Vor allem Kleinigkeiten beschäftigen mich manchmal mehr als sie
sollten. Aber ich kann das mittlerweile zulassen, denn schließlich
tritt das Prinzip Kleine-Ursache-große-Wirkung in der Lebenswelt von
ADHS-betroffenen Menschen häufig und vehement auf.
Aber warten wir ab, ob Sie, liebe Leser, meiner »Erbsen zählenden«
Sichtweise zustimmen können. Dann sehen wir, ob sich darin eine
weitere hausgemachte Überforderungs-Falle verbirgt,
mit der wir viel entspannter umgehen könnten.**

*Keywords*
**Kategorie:** möglicher »ADHS-Verstärker«, entspannter Umgang
**Verknüpfte Symptome:** niedrige Frustrationstoleranz, Impulskontroll-
störung, Aufschieberitis, Reizoffenheit, Schuldgefühl, Eigenkompetenz
**Lösungspotenzial:** Verhaltensänderung, Perspektivenwechsel
**Verknüpftes Entspannungspotenzial:** bessere Eigenkompetenz, erhöhte
Konfliktfähigkeit, höheres Selbstwertgefühl, geringere Frustration

### Warum Zappelphilipp sich an so manchen Peanuts verschluckt

Das englische Wort für Erdnüsse heißt Peanuts, doch kann Peanuts auch
»Kleinigkeiten« heißen. Manche Menschen können sich an solchen »Erd-
nüssen« leider auch verschlucken.

*Ein kleiner Schluck Positives*
ADHS-Betroffene neigen dazu, Kleinigkeiten manchmal zu wichtig zu
nehmen. Das gilt zunächst für positive Dinge, auf die wir uns mit sehr
viel Enthusiasmus stürzen: Wir werten so manches Schöne, das uns wi-
derfährt, bisweilen überproportional auf, sodass manch Unbeteiligter
den Kopf schütteln mag: *»Der Typ übertreibt aber ordentlich, so toll, wie
der meint, ist das alles nun auch wieder nicht.«*
Wir wissen ja, wie schnell Vorurteile wie »Charakterschwäche« oder

»Übertriebenheit« auf Zappelphilipps ohnehin schon reich gedecktem Tisch landen.

Doch Impulsivität und spontane, oft schwer nachvollziehbare Begeisterung scheinen untrennbar miteinander verbunden zu sein.

### Ein großer Schluck Negatives

Das Überbewerten von Peanuts scheint uns offenbar noch leichter zu fallen, wenn es um negative Gefühle oder Erlebnisse geht. Fast ist es so, als *suchten* wir negative Erlebnisse, um dann aus tiefster Seele überreagieren zu dürfen. So geht es zwar den meisten Menschen: Ärger und Niedergeschlagenheit empfinden sie – schon aus reinem Überlebenstrieb – eher und intensiver als Freude. Doch scheint diese menschliche Fähigkeit bei uns ADHS-Betroffenen sozusagen bis zur Perfektion ausgeprägt zu sein. So schafft es unsere besondere Wahrnehmung tatsächlich oft, selbst aus der winzigsten Mücke den mächtigsten Elefanten zu basteln, der dann entsprechend mächtig zuschlägt. Tiefe Verletztheit ist die Folge.

**Aus meiner Sicht:**

Ich selbst lebe schließlich auch lange genug mit diesem Phänomen: Manch ein vielleicht ganz nettes, aber nicht wirklich bedeutungsvolles Ereignis war für mich oft Grund genug, vollkommen euphorisch zu werden. Doch mehr noch erinnere ich mich an unangenehme Überraschungen, weil sie unerträglich und über alle Maßen schlimm für mich waren. Den meisten dieser positiven und negativen Ereignisse jedoch war gemeinsam: Es hat sich um Peanuts gehandelt.

### Eingriff und Dauerbrenner, zwei Wege zur »perfekten« Aufwertung

In diesem Kapitel geht es nun auch um solche Situationen, deren »perfekte Aufwertung« überhaupt erst durch Umgebung, Eltern oder Bezugspersonen entsteht.

Können Sie sich vorstellen, wie belastend es für ein Kind ist, das durch ADHS ohnehin schon zur Überbewertung neigt, wenn nun auch noch die Eltern aus einer Mücke einen Elefanten machen?
Noch mehr Chaos. Noch mehr innerer Aufruhr. Noch mehr Verwirrung.
Philipp und ich möchten nun versuchen, Ihnen zwei unterschiedliche er-

wachsene Verhaltensweisen vor Augen zu führen, die wir als unlösbare Aufwertung empfinden können.

## Peanuts Part 1: Detektiv, Anwalt, Richter

Erwachsene spielen gern mal den Detektiv oder Anwalt für ihre eigenen oder auch für fremde Kinder: *»Wer hat denn hier angefangen? Das also hast du zu ihm gesagt?«*
Danach folgt dann auch gleich ein Richterspruch: *»Aha, also bist doch du schuld.«* Weil wir ADHS-Betroffenen uns ohnehin oft ganz von allein schuldig fühlen, wollen Philipp und ich hier klarstellen:
Wenn Streitigkeiten oder allgemeines Fehlverhalten durch aktives Eingreifen oder beharrliches Nachhaken von Seiten der Eltern aufgewertet werden, belastet das unser geringes Selbstwertgefühl erheblich und führt dazu, dass das Problem für uns unlösbar wird. Jetzt kann *nur* noch die elterliche Intervention Abhilfe schaffen, was bei uns wiederum einen Leidensdruck verursacht. Denn nun macht sich in uns das Gefühl breit, allein nichts auf die Reihe zu bekommen.

▶▶│ **Fall 34: Streithansi**
Den elfjährigen Hansi kennen mittlerweile alle seine Mitschüler nicht nur als Zappelphilipp, sondern auch als ziemlichen Raufbold. Hansi wird schnell wütend, wenn er sich angegriffen fühlt: Selbstwertgefühl am Boden, Impulskontrolle mangelhaft, Konzentrationsfähigkeit kaum vorhanden. Hansis Frustrationsgrenze dümpelt irgendwo ganz unten im Kellergeschoss. Klingt ADHS-verdächtig, doch noch ist keine Diagnose gestellt worden.
Hansi streitet in der Schule also ziemlich oft, für ihn sind diese Rangeleien allerdings mittlerweile alltägliche Peanuts. So läuft es halt, man wird eben schnell wütend, holt sich ein paar blaue Flecken und teilt selber welche aus – Peanuts eben.
Bei Kämpfen dieser Kategorie gehen nicht mal die Lehrer dazwischen. Wozu auch? *»Gesundes Erstreiten der sogenannten informellen Rolle innerhalb der Peer Group«* würden es die Soziologen nennen, also besteht kaum Handlungsbedarf.
Anders ist es jedoch für Hansis Vater. Er ist jedes Mal zur Stelle, wenn sein Sohn verschwitzt und etwas derangiert daheim ankommt. Dann steht

zuerst eine ordentliche Standpauke für den Jungen ins Haus: »*Was? Du hast schon wieder eine Schlägerei gehabt? Wie oft habe ich dir schon …?*« Danach pflegt sein Vater Recherchen anzustellen, vor allem bezüglich der Frage, wer angefangen hat mit dem Raufen. Wenn er schließlich herausgefunden hat, wer am Raufhandel beteiligt war, dann gibt es auch noch eine telefonische Standpauke für den anderen Übeltäter, die in der Regel dessen Eltern abbekommen.

Doch für Hansi hat die tapfere Intervention seines Vaters fatale Folgen, die wir gleich analysieren werden. Der Vater scheint mittlerweile ohnehin gegen Windmühlen zu kämpfen: Die erhoffte Langzeitwirkung seiner Hilfsaktionen bleibt nämlich aus, eher das Gegenteil scheint sich abzuzeichnen. Intensität und Häufigkeit der Handgreiflichkeiten nehmen zu. Diskussionen über Schuld und Unschuld sind zu Hause inzwischen fast schon an der Tagesordnung.

Schon die Zunahme der täglichen spannungsgeladenen Diskussionen wertet das Problem für den hypersensiblen Jungen überdimensioniert auf.

Dafür gibt es klare Anzeichen, doch dafür müsste der engagierte Vater seine Augen weiter öffnen. Dann würde er erkennen, dass er sich bei seinen Recherchen neuerdings immer schwerer tut, denn der Junge macht einfach dicht, er erzählt kaum noch etwas. Hansis Dichtmachen ist aber nicht nur eine normale kindliche Reaktion auf das stressige Dauerthema. sondern stellt in seinem Fall auch die vorhersehbare und wahrscheinlich untragbare Bürde für sein ohnehin schon überproportional verstärktes Kleine-Ursache-große-Wirkung-Empfinden dar.

## Höchster Stellenwert

Halten wir also fest: Harmlose, weitgehend unblutige Rangeleien und Streitereien in der Schule sind ganz normale Dinge, die dazu dienen, eine Rolle oder Position innerhalb einer Gruppe zu finden. Für Kinder wie Hansi jedoch haben die oft nur kurzen Zusammenstöße schon den höchsten Stellenwert in der Selbstwahrnehmung angenommen. Nicht die Konflikte selbst sind daran schuld, sondern die Interventionen des Vaters werten alles, was mit Streit und Konflikten in der Schule zusammenhängt, mittlerweile bis ins Unendliche auf. Damit kann Hansis bereits geschwächtes Selbstbewusstsein nicht umgehen.

Als ich Hansi kennenlerne, hat sich die Situation zugespitzt: Täglich eckt der Junge an, regt sich sofort über alles laut auf und rauft mehr als zuvor. Sein Vater schreitet täglich ein, ist auch Interventionsstammgast in der Schule.

*Lösungsansätze*
Seit unseren Gesprächen geht Hansis Vater mit der Streitsucht seines Sohnes nun anders um: »*Du hast mal wieder gestritten und dabei Prügel bezogen? Bist du ernsthaft verletzt worden? Nein? Dann bin ich ja schon beruhigt. Übrigens, wer angefangen hat, interessiert mich nicht wirklich!*«
Er gibt Hansi neuerdings in aller Ruhe Tipps und Tricks, wie er mit Provokationen und Aggression im Anfangsstadium am besten umgehen kann – doch nur dann, wenn Hansi ihn danach fragt, was der Bub in letzter Zeit immer häufiger tut.
»*Wenn dir jemand einen ulkigen Namen gibt*«, führt der Vater in aller Ruhe aus, »*dann mach ihn zu deinem eigenen. Dann kann dich niemand mehr damit verletzen. Achte darauf, dass du, wenn du auf vermeintlich provokante Fragen antwortest, das immer möglichst leise und langsam tust. Beides vermittelt Stärke und erzeugt keine Aggressionen.*«

> *Wenn du im Recht bist, kannst du es dir leisten, die Ruhe zu bewahren.*
> *Wenn du im Unrecht bist, kannst du es dir nicht leisten, sie zu verlieren.*
> Mahatma Gandhi

Einen seiner früheren Ratschläge hat der Vater relativiert: »*Ich habe dir manchmal gesagt, dass du Kinder, die dich beschimpfen, nur ignorieren musst. Jetzt denke ich, dass das genau verkehrt ist. Erstens ist es unhöflich, jemanden einfach zu ignorieren, es erzeugt nur noch mehr Ärger; zweitens meint dein Gegenüber dann womöglich, dass seine Beleidigung dich gerade besonders getroffen hat.*«

> *Mach den Spott zu deiner Stärke, dann wird er niemals deine Schwäche sein.*
> *Mach ihn zu deiner Rüstung und man wird dich nie damit verletzen können.*
> G. R. R. Martin

Der Bub ist vor allem erleichtert und froh darüber, dass die Diskussionen mit seinem Vater über Streits und Raufereien in der Schule keine Dauerbrenner mehr sind, sondern meistens rasch erledigt.

Sechs Wochen sind inzwischen vergangen und mittlerweile hat eine erste Austestung ergeben, dass Hansi tatsächlich ADHS hat.
»*Willkommen auf unserem Planeten!*«, höre ich Philipp schon wieder übermütig rufen.

## Entspannung

Heute hat Hansi mit dem um ein Jahr älteren Leon gerauft. Doch das Gerangel war ziemlich kurz, weil Hansi längst nicht mehr so auszuckt wie früher. Als es vorbei war, war er nicht zerknirscht, sondern sogar einigermaßen ruhig und entspannt. Er weiß, dass er selbst dazu beitragen konnte, die Sache bald zu beenden, mit einem genialen Trick von seinem Vater: »*Danke fürs Mitspielen, Leon*«, hat Hansi mitten im Kampf fast lächelnd gesagt. Der ältere Junge war so verblüfft, dass er augenblicklich aufgehört hat zurückzuschlagen. Wir Pädagogen nennen das »Deeskalieren«.

*Behutsamkeit gewinnt den Streit.*
Abraham a Sancta Clara

Vor allem ist Hansi deshalb so ruhig, weil er weiß, dass sein Vater auch heute wieder nur kurz und ganz entspannt nachfragen wird, wie es in der Schule war.

Aufwertung gestoppt, Eigenkompetenz gefördert, Selbstwert gesteigert. Die jeweiligen Tipps und Tools zur Beruhigung haben zumindest bei Hansi gewirkt.

Philipp freut sich, weil sein Top-Tipp-Kasten so gut ankommt.

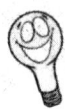

**ZAPPELPHILIPPS TOP-TIPPS**
Versucht, unserer ADHS-typischen Schwäche der Überbewertung mancher Probleme nicht auch noch Vorschub zu leisten, indem ihr euch als Problemlöser aufdrängt. Damit gestaltet ihr die Angelegenheit für uns erst recht unlösbar.

Verändert bitte eure Handlungen in Richtung Interaktion statt Intervention: Das Gefühl, dass dezent und vertrauensvoll aus dem Hintergrund agieren, wenn wir danach fragen, stärkt uns viel mehr als vordergründiges aktives Eingreifen, egal ob durch Hilfe oder Sanktionen. Aus dem Hintergrund agieren heißt motivieren und den Rücken stärken. Etwa so: *»Ich freue mich schon darauf, wie du das lösen wirst. Wenn du Tipps von mir brauchst, habe ich vielleicht brauchbare für dich, anwenden musst du sie allerdings selber. Das kannst du sicher auch.«*

Oft warten wir bloß auf den klaren Auftrag von euch, dass wir überhaupt eine eigene Lösung suchen sollen. Toll für unser Selbstwertgefühl ist, wenn wir die absolute Gewissheit von euch bekommen, dass unsere Lösung akzeptiert wird.

Versucht eure eigene Angst – vor schlechten Noten, Eskalation, Verletzungen und anderen unbekannten Faktoren – in Schach zu halten und gebt uns möglichst das Gefühl, dass ihr selbst ganz entspannt seid.

*Man kann einen Menschen nichts lehren, man kann ihm nur helfen, sich selbst zu entdecken.*
Galileo Galilei

## Peanuts Part 2: Der tägliche Dauerbrenner

Nicht nur Streits, Raufereien oder sonstige Konflikte können im hypersensiblen Empfinden von uns ADHS-Betroffenen leicht zu unlösbaren Dauerbrennern werden, auch harmlose, kleine Alltagspflichten haben durchaus das Zeug dazu.

▶▶ **Fall 35: Aufschieberitis**

*»Ich sag's dir heute schon zum siebten Mal, dass du endlich deine Schul-*
*arbeiten machen sollst!«*, schimpft die Mutter. Für die zehnjährige
Melanie, die ohnehin unter der ADS-typischen Aufschieberitits ziemlich zu leiden hat, wird das selbstständige Beginnen mit den Schularbeiten damit nicht gerade leichter. Die ständigen Ermahnungen
erzeugen so viel Druck, dass für Melanie aus der lästigen Mücke namens »Hausübung« schon ein unbezwingbarer Elefant geworden ist.
So liegt das Heft zwar geöffnet, aber mit leeren Seiten noch auf dem
Tisch, als bereits Schlafenszeit angesagt ist.

Doch wie Sie ahnen werden, habe ich auch jetzt einige ganz entspannende Lösungsansätze anzubieten.


**Gedankengänge**

Die meisten meiner Leser wissen ja bereits, wie wichtig es mir ist, so
vieles wie nur möglich mit den Augen der Kinder sehen zu können. Also
möchte ich Sie nun bitten, sich auf den Blickwinkel eines Kindes einzulassen – wie schon an früheren Stellen.
Dabei muss es hier noch nicht einmal ein ADHS-Kind sein, durch dessen
Augen Sie sehen.

*»Kann es losgehen?«*, fragt Philipp schon wieder voller Ungeduld.

**ZAPPELPHILIPPS TOP-FLOPS**
Wir Kinder wundern uns manchmal schon ziemlich über die
Gedankengänge von euch Erwachsenen. Ihr habt eine besondere Gabe, aus einer Mücke einen Elefanten zu machen,
und zwar indem ihr etwas, das ihr von uns wollt, an einem
Tag x-mal wiederholt. Oft werdet ihr schon beim dritten Mal
richtig ungemütlich. Das tut schon normalen Kindern mit
gesundem Selbstbewusstsein weh. Aber unsereins geht es damit besonders schlecht, weil dieses dumme ADHS ohnehin
schon unser Selbstwertgefühl fest im Griff hat.

Meistens fragt ihr uns dann auch in gestresstem Ton: »*Muss ich es dir noch dreimal sagen?*« Was glaubt ihr denken wir uns dann? Ich verrate es euch: »*Ja, klar, sag es ruhig noch dreimal, ich hab zwar längst kapiert, was du von mir willst, aber wenn du mich gerne weiter zutexten magst, nur zu.*«

Was wir aber an euren Gedankengängen noch viel weniger verstehen können, ist, dass ihr davon auszugehen scheint, dass wir nach der zwölften Ermahnung etwa so denken: »*Danke dass du es mir jetzt schon zwölf Mal gesagt hast, jetzt ist bei mir der Groschen gefallen, jetzt mach ich mich mit Freuden an die Arbeit. Was täte ich ohne deine andauernden Wiederholungen?*«

Tut mir leid, liebe Erwachsene, aber *das* denken wir nicht!

Philipp hat recht: Wiederholte Ermahnungen bringen Kinder nicht einen Augenblick lang dazu, wirklich daraus zu lernen, sondern zu nur einer einzigen Art von Reaktion: Abwehr. Diese völlig natürliche Reaktion gegen jede unnötige Aufwertung nennen wir dann bei kleinen Kindern oft »Trotz«, bei den größeren »pubertäres Verhalten«.
Bei Kindern mit ADHS kommt zu dieser natürlichen Abwehr ihr inneres Chaos dazu. Sie empfinden diese zusätzliche Belastung als Aufwertung. Durch Dauerbrenner und gestresste Ermahnungen von außen lässt sich jedoch kein inneres Chaos ordnen, dies geht nur auf freiwilliger und entspannter Basis.

*Gerne und leicht*
Ich glaube, ich muss Philipp an dieser Stelle noch ein wenig mehr unter die Arme greifen, indem ich mal wieder etwas – aus kindlichem Blickwinkel sehr Einfaches – klarstelle. Kinder tun grundsätzlich nur zweierlei Dinge von sich aus und freiwillig:
Dinge, die sie *gerne* tun, und Dinge, die ihnen *leicht* fallen.
Wenn wir Eltern uns diese beiden Dinge vor Augen führen, dann brauchen wir unsere Wünsche an sie eigentlich immer nur so gut zu »verkaufen«, dass unsere Kinder sie eben gerne erfüllen.
Die zweite Komponente ergibt sich dann meistens von selbst: Was man gerne tut, fällt einem zumeist auch ganz leicht.

Allein darüber könnte ich ein ganzes Kapitel schreiben. Mit den nächsten beiden Fällen möchte ich aus der Erwachsenenperspektive Ihr Verständnis dafür jedenfalls noch vertiefen.

### ▶▶ Fälle 36 und 37: Chefallüren

Stellen Sie sich bitte vor, wie es Ihnen beispielsweise in einem Büro erginge, wenn Ihr geschätzter Chef Sie andauernd wegen Erfüllung einer beliebigen Routineaufgabe ermahnen würde oder, noch schlimmer: nicht der Chef, sondern irgendein anderer Kollege, der sich wichtig machen will; und diese Routineaufgabe wäre noch nicht einmal brandeilig: »*Wann fangen Sie denn nun an mit dem Arbeitsblatt?*« Minuten später träte derselbe Mensch vielleicht sogar erneut auf den Plan: »*Sagen Sie, haben Sie nun endlich angefangen mit dem Schriftsatz oder muss ich Sie noch zweimal erinnern?*«
Wie lange würden Sie wohl an solch einem Arbeitsplatz verweilen? Anders gefragt: Wie *gerne* arbeiteten Sie dort? Und fiele Ihnen diese Arbeit etwa *leicht*?

Sie hätten gern etwas mehr Praxisnähe in Richtung Familie? Bitte sehr:
Der geliebte Ehemann fährt neuerdings ein ganz tolles Programm für daheim: Er nörgelt bereits zum vierten Mal an diesen Nachmittag: »*Wann fängst du denn endlich mit dem Kochen an?*« Schon kommt bei der Ehefrau helle Freude für das Kochen auf, oder?

Doch sie hat Ähnliches auf Lager: »*Jetzt muss ich dich schon zum vierten Mal an deine Gartenarbeit erinnern.*«
Nichts geht daraufhin leichter von der Hand als die Gartenarbeit, oder? Haben Sie jetzt gerade ein paar liebevolle Antworten auf Ihren Lippen? Zum Beispiel: »*Gleich mein Schatz, danke fürs viermalige Erinnern. Gut, dass ich dich habe, ich mache es jetzt sofort und ich mache es jetzt auch noch sehr gerne für dich.*« Oder denken Sie sich wohl eher etwas anderes, worauf wir allerdings jetzt nicht weiter eingehen wollen ...?

### *Der Kreis schließt sich*

Vergeben Sie mir diesen gnadenlosen Spiegel. Er war ja zunächst nur für nervenstarke, von ADHS nicht vorbelastete Menschen gedacht.

*Wer an den Spiegel tritt, um sich zu ändern, der hat sich bereits geändert.*
Lucius Seneca

Nun stellen Sie sich solche ähnlichen Dauerbrenner-Situationen aus dem Blickwinkel eines ohnehin schon stark belasteten ADHS-betroffenen Kindes vor. Erst jetzt schließt sich wahrscheinlich der Kreis in Ihrer Vorstellung, liebe Leser, erst jetzt können Sie vielleicht ermessen, was die eingangs vielleicht übertrieben wirkende Elefanten-Metapher in diesem Abschnitt des Buches zu suchen hat.

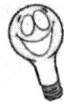

### ZAPPELPHILIPPS TOP-TIPPS

Wendet bitte statt Ermahnungen lieber positive Steuerung bei uns an: Unsere ADHS-Gefühlslage spricht nämlich extrem gut auf positive Formulierungen an, dafür aber extrem schlecht auf negative. Ermahnungen erzeugen nur Druck. Ich als Zappelphilipp kann natürlich nicht nachvollziehen, wie das auf normale Kinder wirkt. Aber ich weiß mit Bestimmtheit, wie schlimm mentaler Druck sich auf uns auswirken kann: »Elefanten-Wirkung« könnte man es wohl nennen, so jedenfalls nenne *ich* es.

Könnt ihr euch vielleicht etwas Entspanntes in dieser Art vorstellen: »*Ich freue mich schon so, wenn du deine Hausübungen ganz alleine fertig gemacht hast, dann kann ich ja bald schon mal unser ›Monopoly‹-Spiel vorbereiten.*«

Gebt uns aber bitte das Gefühl, dass ihr trotzdem für uns da seid: »*Du kannst mich gerne jederzeit fragen, wenn du Hilfe brauchst. Aber täglich kontrollieren werde ich deine Hausaufgaben sicher nicht mehr. Da verlasse ich mich eher ganz auf dich.*«

Setzt viel stärker auf Dauervertrauen statt auf Dauerkontrolle. Es geht viel leichter, wenn wir wissen, dass ihr uns eine eigene Arbeitsplanung – trotz unseres euch wohlbekannten inneren Chaos – zutraut und wir unsere Sache wirklich in die eigene Hand nehmen können.

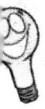

Dauervertrauen könnte sich so anhören: »*Die Schule und alles, was damit zu tun hat, ist allein deine Sache. Ich vertraue darauf, dass du das auch alleine hinbekommst.*«
Aber achtet bitte darauf, dass Aussagen wie diese auch authentisch, d. h. ehrlich klingen. Andernfalls spüren wir das sofort, so hypersensibel sind wir.

> *Nicht alles, was wahr ist, müssen wir sagen,*
> *aber das, was wir sagen, muss wahr sein.*
> Peter Rosegger

Übrigens gelten alle meine bisherigen Tipps auch für die vielen anderen Dinge des gemeinsamen Alltags, wie Zimmer aufräumen, Mithilfe im Haushalt, Körperpflege und so weiter ... Lasst uns doch auch diese kleinen, aber wichtigen Tätigkeiten einfach gerne tun.

> *Das Vertrauen gibt dem Gespräch mehr Stoff als Geist.*
> François Duc de La Rochefoucauld

*Stopp, lieber Phillip, jetzt bin ich wieder dran.*

## Pflichten mal ganz entspannt – von Umfeld und Selbstmotivation

Nachdem ich Philipps sprudelnden Gedanken nun Einhalt geboten habe, möchte ich Ihnen zu guter Letzt noch einen besonders anschaulichen Tipp mitgeben. Er bietet eine überraschende Lösung für ein im ADHS-Umfeld anhaltendes Dauerthema wie Lernen und Schule.
Es geht im Folgenden um die Unterstützung zur Selbstmotivation und darauf gestoßen bin ich durch ein schon viele Jahre zurückliegendes Management-Seminar bei einem Toptrainer in New York. Der Mann hatte ein riesiges Banner mit einem wunderbaren Spruch für uns über der Seminarbühne aufgehängt, den ich seitdem für meine Arbeit als Teamleiter und Pädagoge sowie auch als Familienmensch beherzigt habe: »*Ein*

*Topmanager motiviert seine Leute nicht, er schafft das Umfeld für Selbst-motivation.«*

Ich möchte Ihnen nun am Beispiel einer alleinerziehenden Mutter mit ADHS-betroffenem Sohn zeigen, wie es gelingen kann, in aller Kürze ein geeignetes Umfeld für Selbstmotivation zu schaffen.

### ▶▶◀ Fall 38: Lernspiegel

Der zwölfjährige Sebastian hat schon monatelang kaum eine Hausübung mehr in der Schule abgeliefert. Sein Notenlevel steht bereits auf Alarm. Und das, obwohl seine Mutter täglich sehr dahinter ist, dass er endlich in die Gänge kommt. Oder passiert das gerade, *weil* sie so sehr dahinter ist?

Bei Sebastian zu Hause trampelt offenbar immer ein riesiger Elefant herum: Es gibt täglich Streit wegen der Schularbeiten, mit ebenso täglichem wie üblichem Elefantenprogramm. Fernsehverbot, Hausarrest, Taschengeldentzug … also Druck ohnegleichen. Sebastians Selbstbewusstsein ist kaum noch vorhanden. Tränen. Streiten. Frust. Chaos.

*Lösungsansatz*

Ich baue bei meinem Besuch auf zwei Faktoren, nämlich auf Vorbildwirkung und Neugier, damit wird Sebastians Mutter möglicherweise ein Umfeld für Sebastians Selbstmotivation schaffen können. Auf beide Faktoren sprechen ADHS-betroffene Kinder nämlich noch ein wenig mehr an als andere Kinder.

Ich stelle Sebastians Mutter meine erste wichtige Frage: *»Lernen Sie eigentlich selbst gern etwas, für das Sie längere Zeit aufwenden müssen?«*
Mit der Antwort der Mutter wird mir klar, dass hier für den Jungen gutes, ungenutztes Potenzial zur Selbstmotivation verborgen liegt: *»Nein, ich hab zu viel zu tun. Außerdem war ich in der Schule selber ziemlich schlecht.«*
Der letzte Satz macht deutlich, dass darin für den Sohn schon eine negative Voreinstellung verborgen liegt.
Meine zweite Frage: *»Was würde Sie persönlich besonders interessieren? Wovon träumen Sie?«*
Ihre Antwort lässt nicht lange auf sich warten: *»Ich träume schon mein Leben lang davon, einmal Paris zu sehen«*, strahlt sie.
Was liegt für die gestresste Mutter also näher, als schon mal einen ersten

Schritt in Richtung Paris zu tun und ein wenig Französisch zu lernen? Es wäre sicher kein Fehler, wenn sie sich als Touristin in ihrem Traumland zumindest im Ansatz verständigen könnte.

Sie nimmt sich meinen Rat zu Herzen und beginnt per Audio-Heimkurs – zuerst zaghaft, dann aber immer eifriger – Französisch zu lernen.
Als sie zum ersten Mal ihre Unterlagen am Wohnzimmertisch ausbreitet, ist Sebastian über alle Maße erstaunt: *»Mama lernt? Was ist denn jetzt los? Und das auch noch ohne mich?«*

Auf einmal hat die für ADHS typische Neugierde das Kommando: Schon sitzt Sebastian neben seiner Mutter und versucht, ihr über die Schulter zu schauen, wie sie die ersten Worte lernt. Sein Interesse ist geweckt, dabei hat er in der Schule kein Französisch, sondern Englisch, was zurzeit nicht gerade zu seinen Stärken zählt.
Die Mutter verhält sich so, wie wir es vereinbart haben: *»Bitte stör mich jetzt eine halbe Stunde lang nicht, denn ich möchte mir die paar Vokabeln heute noch merken«,* sagt sie freundlich, aber bestimmt und meint damit auch: *»Ich bin jetzt diejenige von uns beiden, die ernsthaft etwas lernen möchte.«*
Danach passiert fast ein kleines Wunder: Der bislang konsequent »faule« Junge kommt kurz darauf leise mit seinen Schulsachen daher, setzt sich ans andere Ende des Tisches und fragt: *»Darf ich hier bei dir arbeiten?«*
Die Mutter antwortet: *»Aber sicher doch, mein Schatz.«* So ruhig hat sie eigentlich schon lange nicht mehr reagiert.
Dies ist ein Beispiel für eine gelungene Selbstmotivation bei einem noch vor Kurzem völlig unmotivierbaren Faulpelz.
Wer kann jetzt noch von Aufschieberitis oder Faulheit reden?

> *Es gibt keine andere vernünftige Erziehung, als Vorbild zu sein,*
> *wenn es nicht anders geht, ein abschreckendes.*
> Albert Einstein

# DIE TOTALE ERKENNTNIS
## Von Einsichten und Aussichten

In diesem Kapitel über erzieherische Tipps und Tools beschäftigen wir uns zunächst einmal damit, wie Sie manches Fehlverhalten Ihres leider ebenso sensiblen wie oft gnadenlos reagierenden ADHS-betroffenen Kindes aus einem neuen Blickwinkel sehen können. Dass diese neue Sichtweise mehr Entspannung auch für weitere erzieherische Veränderungen bei Zappelphilipp zulässt, werden Ihnen Lisa, Raffael und Tim gleich anschaulich nahebringen. Diese neue Lösungsstrategie müssen wir jedoch erst einmal verstehen. Denn es geht darum, dass wir uns für das Fehlverhalten der Zappelphilippe entschuldigen.

*Alles verstehen heißt alles verzeihen.*
**Curt Goetz**

*Keywords*
**Kategorie:** entspannter Umgang
**Verknüpfte Symptome:** Fehlverhalten, Grenzüberschreitung, Selbstwertgefühl
**Lösungspotential:** Perspektivenwechsel, Neue Sichtweise, Verhaltensänderung
**Verknüpftes Entspannungspotential:** innere Ausgeglichenheit, gegenseitiges Vertrauen

### Spannender Blickwinkel

Eigentlich geht es hier zunächst gar nicht so sehr um das Fehlverhalten der Kinder, sondern um das der Eltern. Es muss uns klar sein, dass ADHS-betroffene Kinder überaus sensibel sind. An dieser Empfindsamkeit kann sich kaum ein Erwachsener vorbeischummeln, schon gar nicht, wenn er sich zwar mal wieder über ein bestimmtes »Fehlverhalten« seines Kindes aufregt, sich allerdings vorher selber schon mindestens einmal »falsch genug« verhalten hat und dies obendrein nicht zugeben kann.
Der Blickwinkel, den wir einnehmen werden, und die beiden Erkenntnisse, die wir hoffentlich im Zuge der nächsten Seiten gewinnen, sind spannend – und zwar sowohl aus allgemein pädagogischer Sicht wie im Hinblick auf die spezielle Psyche von ADHS-betroffenen Kindern.

Ich möchte vorausschicken, was ich bei jedem Erstgespräch mit Klienten klarstelle: »*Ich werde Ihnen mit diesem erzieherischen Ratschlag nicht nur Freude bereiten. Manchmal muss ich eben jenen gnadenlosen Spiegel auspacken, den ich Ihnen dann vorhalten darf.*«

## Spiegel und Selbsterkenntnis

Kinder halten uns beinahe täglich ihre kleinen Spiegel der Selbsterkenntnis vor die Nase. Kinder mit ADHS tun das noch viel deutlicher. Durch ihre Empfindsamkeit und ihr Einfühlungsvermögen sind sie umso mehr in der Lage, gnadenlos manch ein Fehlverhalten der Eltern zu spiegeln.

*Nichts bewahrt uns so gründlich vor Illusionen wie ein Blick in den Spiegel.*
Aldous Huxley

Um es gleich positiv zu formulieren: ADHS-betroffene Kinder können uns durchaus lehrreiche Lektionen erteilen. Abgesehen davon, dass sie für diese Lektionen nichts berechnen, sie uns also gratis erteilen, können wir jede einzelne auch noch als Chance betrachten, denn *umsonst* sind sie sicher nicht. Kostenlos erhalten wir von dem Kind die Gelegenheit zum Wechsel unseres Blickwinkels und zur konstruktiven Selbstkritik. Wir bekommen somit von ihnen die faire Chance, unseren erzieherischen Umgang mit ADHS entspannter zu gestalten.

## Handlungsorientierung

ADHS-betroffene Kinder sind nicht nur hyperempfindlich, sondern sie reagieren auch sehr spontan und meistens überdeutlich. Die zuvor erwähnte Lektion kann daher recht heftig ausfallen. Gesprochen wird dabei aber nicht, es wird gnadenlos gehandelt.

*Mit so manchem Fehlverhalten fordern wir von euch bloß etwas ein, das zuvor schon funktioniert hat.*
Zappelphilipp

### ▸▸▎ Fall 39: Essgewohnheiten

Lisas verzweifelte Mutter findet, dass ihre neunjährige Tochter ihre Faulheit immer heftiger zur Schau stellt. Oder ist es bloß ihre ADS-typische Abneigung gegen ungeliebte tägliche Routinen? »*Immer springt sie gleich nach dem Essen auf und lässt alles stehen und liegen.*

*Dabei ermahne ich sie ohnehin jedes Mal«*, klagt die junge Frau. *»Ich weiß nicht mehr, wie ich dem Kind das beibringen soll. Auch Fernsehverbot hat nichts genützt. Ich glaube, Lisa will damit einfach nur immer mehr von meiner Aufmerksamkeit einfordern.«*

Bevor ich der Mutter einen ungewöhnlichen, aber wirkungsvollen Rat gebe, muss ich zur Sicherheit noch eine Frage stellen: *»Wie oft haben Sie trotz gelegentlicher Ermahnung den Essplatz Ihrer Tochter in den letzten Monaten, vielleicht sogar schon in den letzten Jahren, eigentlich selbst abgeräumt?«*
Als ich nach dieser Frage in das gleichermaßen verblüffte wie schuldbewusste Gesicht der Mutter blicke, ist mir alles klar.
Noch am selben Tag hat die Mutter mit Lisa ein Gespräch: *»Dafür dass du deine Sachen vom Tisch nie wegräumst, muss ich mich bei dir entschuldigen.«*

### Starke Strategie ...
*»Unglaublich«*, werden manche denken, *»die Mutter hat also das Fehlverhalten ihres Kindes auf die eigene Kappe genommen? Geht das nicht ein bisschen zu weit? Wir können doch nicht jedes Mal ...«*
Natürlich müssen Sie sich nicht jedes Mal und für alles entschuldigen. Aber haben wir nicht gerade zuvor noch von Chance gesprochen, nämlich der Möglichkeit des Perspektivenwechsels? Dann spricht nichts dagegen, diese Chance zu ergreifen. Sehen wir uns die Strategie an.

### ... aus der Perspektive der Kinder
Kinder orientieren sich an dem, was wir ihnen zugestehen bzw. vorleben oder eben nicht. Es ist eine kindlich geniale Strategie, Situationen widerzuspiegeln, die von der Bezugsperson schon viele Male zuvor unterstützt worden sind.
*»Papa hat gestern schon einmal zugelassen, dass ich meine Zähne nicht putze«*, denkt Robert, *»dann kann ich es ja heute gleich noch mal probieren.«* Roberts Vater jedoch schimpft heftig mit ihm, heute, gestern nicht. Vielleicht sollte der Vater versuchen, sich über das Verhalten seines Sohnes gar nicht erst zu ärgern, sondern vielmehr seine Genialität zu würdigen. Hätte er nur den kleinen, polierten Spiegel in Roberts Hand gesehen ...
Philipp kann schon wieder nicht stillhalten. *Also gut, dann sag schon.*

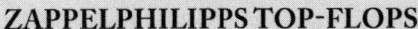

> ## ! ZAPPELPHILIPPS TOP-FLOPS
>
> In so manchem Ernstfall kann möglicherweise eure eigene Förderung unseres Fehlverhaltens zum wahren Auslöser dafür werden, dass wir überhaupt erst eine Verweigerungshaltung einnehmen.

### Entspannende Sichtweise ...

So seltsam Philipps Ermahnung im ersten Moment klingen mag: Diese Sichtweise birgt mehr Potenzial für Entspannung in sich als jede andere. In manchen angespannten Situationen zwischen Eltern und Kind kann so ein neuer Blickwinkel positiv sein. Schwierig ist es manchmal, im richtigen Moment die Perspektive zu wechseln, sodass wir uns das Verhängen von Sanktionen oder Eskalationen ersparen.

### ... aus der Perspektive der Eltern

Wenn wir die Ursache verstanden haben, nutzen wir doch diese Strategie einfach für uns als Eltern. Der Schritt dahin ist zwar nicht ganz leicht, dafür aber wirksam: Bei nächster Gelegenheit nehmen wir doch die Sache einfach mal auf unsere Kappe.

Unsere eigene Schwäche dem Kind als wahre Ursache seines Fehlverhaltens zu »verkaufen«, ist nicht nur eine Strategie, auf die besonders hypersensible und reizoffene Kinder mit ADHS sicher ansprechen, es ist vor allem eine Erklärung, die insbesondere ADHS-betroffene Kinder mehr brauchen als jede Strafpredigt, Sanktion oder auch nur ständige Wiederholung ein und derselben Aufforderung.

### Grenzen austesten

Wenn Kinder mit ihrem Fehlverhalten unsere Schwächen spiegeln, entspringt das ihrer natürlichen, fix programmierten Lebensstrategie, alles in ihrem Leben durch Austesten ihrer Grenzen erlernen zu können. Deshalb ist es einfach zu verstehen: Wird einem Kind für einige Zeit der Übertritt über eine bestimmte Grenze gestattet oder diese Überschreitung sogar durch aktive Mithilfe unterstützt, kann es ein plötzliches Verbot in Bezug auf dieselbe Sache nicht nachvollziehen. Und wie wir wissen, haben gerade Kinder mit ADHS große Probleme damit, Inputs zu verdauen, die sie nicht nachvollziehen können.

## ▶▶ Fall 40: Räumauftrag

Die alleinerziehende Mutter der beiden Buben Raffael (7) und Tim (9), beide klassisch hyperaktiv, beschwert sich bei mir, dass ihre Söhne ihr Zimmer nie aufräumen, seit Wochen schon fordere sie es ein, ohne Erfolg.

*»Sie weigern sich einfach. Schon seit vier Tagen versuche ich mit Regeln und konsequenten Sanktionen ein aufgeräumtes Zimmer zu erreichen. Dass die zwei ADHS haben, ist doch keine Entschuldigung. Wie streng soll ich noch sein?«*, klagt die völlig verzweifelte Mutter.

Dass sie jedoch jahrelang selber die beiden Kinderzimmer aufgeräumt hat, scheint sie auf einmal zu vergessen. Nach jeweils ein bis zwei zaghaften Aufforderungen hat sie sich bis vor einiger Zeit immer lieber selbst an die Arbeit gemacht.

*»Gut so, funktioniert doch, gute Sache also, wenn wir gar nicht reagieren«*, denken die Kinder eben genial einfach.

Die beiden Zappelphilippe kennen sich nun also mit dem neuen Verhalten der Mutter überhaupt nicht mehr aus: Die von beiden mühsam getestete Grenze soll plötzlich eine andere sein? Wie soll das gehen? Und vor allem: Warum?

## Auslöser

Ich muss der Mutter den Spiegel vorhalten: *»Wie lange haben Sie Ihren beiden Jungs nun alles nachgeräumt? Mindestens vier Jahre lang?«*, frage ich sehr direkt, *»wie können Sie nun erwarten, dass die beiden mit ihrem heftig ausgeprägten Gerechtigkeitssinn Ihre Forderung jetzt auf einmal nachvollziehen können? Das ist leider unmöglich mit ihrer besonderen Denkweise. Ihre Kinder können ja nur aus ihrer gemachten Erfahrung heraus agieren. Und die sagt ihnen in ihrem Fall natürlich: Wir haben doch nie wegräumen müssen, selbst wenn es mal kurz erwähnt worden ist. Es hat dann trotzdem immer funktioniert. Was soll also deine Aufforderung jetzt auf einmal?«*

## Lösungsansatz

Als ich der Mutter meinen Lösungsvorschlag unterbreite, sehe ich mit innerem Schmunzeln, wie sie zuerst etwas blass wird und dann heftig schlucken muss: *»Entschuldigen Sie sich einfach ehrlich bei ihren Kindern dafür, dass Sie den regelmäßigen Räumauftrag immer selbst in die Hand genommen haben. Vor allem aber dafür, dass es Ihnen selbst offensichtlich nie wichtig genug war, es einzufordern.«* Es ist natürlich nicht leicht, das genaue Gegenteil von dem transportieren zu müssen, was bisher war. Für niemanden ist es einfach, sich selbst, geschweige denn anderen gegenüber Fehler einzugestehen. Die Mutter von Raffael und Tim aber hat es geschafft: Sie hat das »extrem provokante Fehlverhalten« ihrer Söhne zum ersten Mal zur Gänze als ihr eigenes Fehlverhalten angenommen und dies den beiden völlig verblüfften Jungs auch so präsentiert:

*»Raffael, Tim, ich muss mich heute mal bei euch entschuldigen, weil ich das mit dem Zimmer eigentlich bis jetzt immer zugelassen habe. Dabei war es mir schon immer wichtig, dass ihr das selbst macht. Und es ist mir jetzt noch so wichtig, dass ich einfach nicht mehr möchte, dass mir das wieder passiert. Dafür brauche ich ab jetzt aber eure Hilfe. Helft ihr mir?«*
Das Ja der beiden Söhne kommt wie aus einem Munde.

*Wer wirklich Autorität hat, wird sich nicht scheuen, Fehler zuzugeben.*
Bertrand Russell

## ZAPPELPHILIPPS TOP-TIPPS

Gönnen Sie sich vor dem Verhängen einer Sanktion oder Strafpredigt erstmal die kurze Denkpause, ob Sie vielleicht ein bestimmtes Fehlverhalten nicht schon selbst zugelassen oder gar gefördert haben. Zumal wir ADHS-betroffenen Kinder gerade Strafpredigten ganz schlecht vertragen können.

Fordert bitte ein bestimmtes Wohlverhalten von uns nur dann ein, wenn ihr es immer schon in der gleichen Weise eingefordert und auch konsequent durchgezogen habt.
Verwaschene und ungenaue Anordnungen können wir mit unserer ohnehin schon chaotischen Wahrnehmung leider gar nicht nachvollziehen.
Gerade wir mögen es sehr, wenn wir eindeutig und bitte auch konsequent zu etwas aufgefordert werden. So kommt unsere Verweigerungshaltung, die ihr manchmal bei uns so fürchtet, wahrscheinlich gar nicht erst auf.

## 4-fach ADHS-kompatibel

Gerade bei ADHS-betroffenen Kindern scheint mir der Ansatz des Auf-die-eigene-Kappe-Nehmens perfekt zu sein, weil hier wiederum Schwächen zu Stärken gemacht werden können. Was diesen Ansatz ADHS-kompatibel macht, ist der positive Einfluss auf das Selbstwertgefühl und dabei spielen vier besondere Faktoren eine Rolle.

### Der »Gut gemacht«-Faktor

Nachdem Sie die Sache auf sich genommen haben, bekommt Ihr Kind das befreiende Gefühl, dass es im Grunde nichts Falsches gemacht hat, sondern vielmehr nur Ihren ursprünglichen Vorgaben gefolgt ist: »*Eigentlich hast du alles gut gemacht. Ich habe all das ja schließlich gefördert, der Fehler liegt damit zum Großteil bei mir.*« Können Sie es spüren, wie das Selbstwertgefühl Ihres Kindes zu steigen beginnt?

### Der Wahrheits-Faktor

Dieser Faktor betrifft einen Umstand, dem wir eigentlich ständig Rechnung tragen sollten, wenn wir mit ADHS-Betroffenen entspannt umgehen wollen: Es ist ihr Gespür für Authentizität. Kinder mit ADHS spüren noch viel stärker als andere, wenn man sie belügt. Umso wohler fühlen sie sich, wenn sie etwas vollkommen Wahrheitsgemäßes von uns Erwachsenen serviert bekommen. Wir werden uns darüber einig sein, dass es kaum Authentischeres gibt als das Eingeständnis eines Fehlers. Deshalb halte ich diese Strategie auch für ebenso mächtig wie wirksam. Im Gegenzug dazu ist das durchaus verständliche Gefühl mancher Erwachsener, durch solch eine Aktion ihr Gesicht zu verlieren, hier vollkommen unbegründet. Wenn Sie diese Strategie authentisch und aus tiefstem Herzen anwenden, können Sie in den Augen Ihres Kindes nur gewinnen.

> *Die wichtigste Lebensaufgabe des Menschen besteht darin,*
> *seinem eigenen Wesen zum Durchbruch zu verhelfen.*
> Erich Fromm

### Der Stabilitäts-Faktor

Der dritte Vorteil dieser Strategie betrifft die Erfüllung des dringenden Wunsches nach Klarheit und Struktur, der bei ADHS-betroffenen Kindern aufgrund des etwas instabileren Gemüts stärker ausgeprägt ist als bei anderen. Wenn Sie nun also plötzlich etwas einfordern, das Sie sonst selten klar eingefordert haben, so erzeugt das in unserer chaotischen Wahrnehmung noch mehr Durcheinander.

Darüber hinaus gibt es für uns ADHS-Betroffene eine Hürde in unserer Erlebenswelt: Wir wissen meist selbst nicht so genau, was uns eigentlich wichtig ist. Deshalb ist es für uns entscheidend, Klarheit von unseren Bezugspersonen zu erhalten:

*»Das ist mir wirklich wichtig und das ziehen wir gemeinsam durch.«*

Das vermittelt Klarheit und Struktur und die sorgen wiederum für mehr Stabilität bei Ihrem Kind.

Das Stichwort »gemeinsam« leitet nahtlos über zum vierten Kompatibilitätsfaktor.

### Der Auftrags-Faktor

Dieser letzte Aspekt ist meiner Ansicht nach der wirksamste, denn er nimmt am stärksten Bezug auf unser angeknackstes Selbstverständnis: Er fördert unsere unverzichtbare Eigenkompetenz.

Sobald Sie also einen Fehler bei sich selbst entdeckt haben und Ihr Kind nun um seine aktive Mitarbeit bitten, wird ein unverkennbarer Vertrauensvorschuss erzeugt. Damit schütten Sie einen ganzen Tiegel Heilbalsam über der wunden ADHS-Seele aus. Durch nichts fühlt sich Ihr Kind jetzt mehr wahr- und ernst genommen als durch Ihre ehrliche Bitte um Mithilfe in einer ernsten Situation. Wird diese Mithilfe durch die Bezugsperson positiv wahrgenommen, dann haben Sie die höchste Stufe entspannten Umgangs mit Ihrem ADHS-betroffenen Kind fast erreicht.

### Home Coaching

Ich möchte Ihnen kurz das Home-Coaching-Modell vorstellen, das ich bereits in meinem ersten Buch *»Entspannt erziehen«* ausführlich beschrieben habe. Es handelt sich um eine einfache und wunderbar entspannende Strategie für verfahrene Situationen zwischen Ihnen und Ihrem Kind. Das Modell zielt darauf ab, ein bisheriges Fehlverhalten schlichtweg in einen klaren Auftrag an das Kind umzuwandeln.

Wenn wir solch einen Auftrag nun auch noch mit Vorschussvertrauen versehen, wird das »Home Coaching« zu einer für ADHS-betroffene Kinder perfekt passenden Strategie.

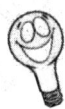

## ZAPPELPHILIPPS TOP-TIPPS

Verwendet doch, wie die Eltern der Kinder aus den vorigen Beispielen, ab jetzt Formulierungen wie diese: *»Ab heute will ich das nicht mehr zulassen, und dazu brauche ich deine Hilfe, damit mir das gar nicht mehr passiert. Was für einen Vorschlag hast du denn für mich, wie wir das schaffen könnten?«*

Einen kleinen Trick möchte ich euch verraten: Mit etwas Augenzwinkern könnt ihr uns ruhig den Ball ein wenig zuspielen: *»Bisher hast du mich immer ganz schön ausgetrickst, wenn du dich davor gedrückt hast und ich hab es nicht bemerkt.«*

Nichts hören wir lieber als eine Prise positive Würze:
*»Ich freue mich schon sehr darauf, wie du das ab heute hinbekommst.«*
*»Ab heute verlasse ich mich ganz auf dich, dass du mich nicht mehr austrickst.«*

**Nachgefragt**

Lisas Mutter ist jedenfalls ziemlich sprachlos, als die sonst eher zickige Tochter ihr unmittelbar nach ihrem Geständnis zwei begeisterte Vorschläge unterbreitet.

> *Seine Freude in der Freude des anderen finden können,*
> *das ist das Geheimnis des Glücks.*
> Georges Bernanos

# TEIL 4

## Zappelphilipps »Verhaltenstherapien« – Wie ihr uns sonst noch helfen könnt

Nachdem Sie sich mit den vorgestellten erzieherischen Tipps vielleicht neuen Mut für so manche Veränderung im Umgang mit ihrem ADHS-betroffenen Kind geholt haben, wird Ihnen der nun folgende Abschnitt noch mehr positive Aspekte anbieten. Immerhin warten durchwegs praktische und einfach anwendbare Tools auf ihren Einsatz, mit deren Hilfe Sie sowohl die Ausprägung von ADHS als auch die Begleitumstände Ihres Zusammenlebens ein wenig besser in den Griff bekommen können.

Der Bogen spannt sich von der einfachen »Gummischnur« über die »Sinnesredundanz« bis hin zu einem neuen Verständnis für »Wald und Flur« und soll veranschaulichen, wie viele, mitunter sogar therapeutisch wirksame Möglichkeiten sich Ihnen für den Hausgebrauch bieten. Zahlreiche erfolgreich durchgeführte Bewährungsproben sowohl in Bezug auf den Umgang mit meinem eigenen ADHS als auch mit meinen jungen Klienten garantieren selbstverständlich die »Unschädlichkeit« aller hier aufgeführten Vorschläge.

Wiederum kann ich Ihnen in diesem Buch nur einen kleinen Auszug vorstellen. Aber dort, wo Zappelphilipps therapeutische Vorschläge herkommen, gibt es noch mehr davon: www.kiddycoach.com.

*Wir können keine großen Dinge vollbringen –*
*nur kleine, aber die mit großer Liebe.*
Mutter Teresa

# DIE VERGESSLICHKEIT AUSTRICKSEN
## Kreativ den zerstreuten Alltag meistern

**Vergisst Ihr Kind auch andauernd irgendetwas?
Bleiben nahezu täglich diverse persönliche Gegenstände Ihres
liebenswerten Zappelphilipps irgendwo liegen? Waren es kürzlich mal
wieder die Wohnungsschlüssel, das Handy, die Lesebrille, Mathehefte,
Turnbeutel oder richtig teure Sachen wie die nagelneue
Designerjacke oder gar die Geldbörse?
Dann werden Ihnen die nun folgenden Tipps und Tricks für das
Zusammenleben mit Ihrem ADHS-betroffenen Kind sicher nützlich
vorkommen. Diese kleinen Gadgets, wie ich sie gerne nenne, helfen
mir selbst jedenfalls erheblich, mein eigenes Leben zu erleichtern.
Probieren Sie ein paar davon gemeinsam mit Ihrem Kind aus. Aber
auch Partnertraining ist von Herzen erlaubt.**

*Manche Leute sind so zerstreut, dass sie schon zufrieden sind, wenn sie
sich selbst nicht irgendwo vergessen.*
Rolf Handke

### Verlässlich vergesslich

Freund Zappelphilipp gluckst zufrieden, anscheinend weil er soeben gemerkt hat, dass er nicht allein dasteht mit seiner besonderen »Gabe«,
täglich Gegenstände suchen zu müssen oder komplett zu verlieren. Mit
seiner Überzeugung, damit nur einer unter vielen zu sein, hat er in der
Tat völlig recht: Trotz der unterschiedlichen Erscheinungsformen von
ADHS sind vor allem Vergesslichkeit und Zerstreutheit die klassischen
Kernsymptome bei fast allen Betroffenen.
Da Philipp mit seiner Leidensgenossenschaft zufrieden zu sein scheint,
werde ich in folgendem Kapitel auf seine Hilfe verzichten. Mir persönlich
scheint nämlich geteiltes Leid nicht auch tatsächlich halbes Leid zu sein.

*Ich höre und vergesse, ich sehe und behalte, ich handle und verstehe.*
Konfuzius

Sich damit abzufinden, dass man mit dieser Schwäche nicht ganz allein dasteht, ist eine Möglichkeit, die dominante Vergesslichkeit zu meistern. Eine andere ist es, zu resignieren und jedes Mal in die Geldtasche zu greifen, um verlorenes Hab und Gut wieder zu beschaffen.

Mir gefällt eine dritte Möglichkeit am besten: Wenden Sie doch möglichst einfache, dafür umso kreativere Hilfsmittel an, um das so »zuverlässig vergessliche« Gehirn Ihres ADHS-betroffenen Kindes dauerhaft auszutricksen. Die Kreativität liegt ganz bei Ihnen und Ihrem Kind. Natürlich bin ich selbst im Laufe meines Lebens auch nicht ganz untätig gewesen, deshalb erlaube ich mir, Ihnen einige besonders bewährte Tricks gegen die allgegenwärtige Vergesslichkeit zu verraten.

### Das Leben gemeistert

Oft höre ich von wohlwollenden Menschen anerkennende Worte wie *»Alle Achtung, Sie haben aber Ihr Leben trotz ADHS gut gemeistert«*. In den meisten Fällen schielen sie dann mit einem Seitenblick auf meine kleinen Hilfsmittel, die an meinem Rucksack, Gürtel oder Handgelenk auffallen. So direkt spricht das allerdings kaum jemand aus: *»Gratuliere, Sie haben Ihre Vergesslichkeit offenbar gut im Griff.«*

Doch wie immer es auch ausgedrückt wird, solch ehrlich anerkennende Äußerungen schütten jedes Mal einen Tiegel Balsam über meiner manchmal ganz schön gebeutelten Seele aus.

Denn meine Vergesslichkeit ist nach wie vor, wie bei den meisten ADHS-Betroffenen, Teil meines täglichen Lebens. Positiv gesehen macht sie jedenfalls mein Leben so richtig spannend.

Die kleinen Hilfsmittel, auf die ich so im Laufe meines ADHS-dominierten Lebens gekommen bin, tragen alle den Stempel: *»Jetzt erst recht!«* Diese trotzige Haltung einzunehmen, ist wohl der beste Schutz vor alltäglicher Verlustangst und Resignation. Um diese Angst nicht übermächtig werden zu lassen, helfen Sätze wie: *»Ich lasse mich nicht unterkriegen – Jetzt erst recht – Ab heute übernehme ich selbst die Kontrolle!«*

Leider erlebe ich immer wieder Eltern, die wegen der Zerstreutheit ihres Kindes resigniert haben. Doch dies bleibt nicht ohne Folgen für die späteren Jugendlichen und jungen Erwachsenen: Sie werden später häufig ebenfalls nur allzu schnell aufgeben.

Ich jedenfalls habe nicht aufgegeben! So ist meine Sammlung von »trotzigen Hilfsmitteln« entstanden.

## »Verlieren gestoppt« mit pfiffigen Gadgets

Der gut gemeinte Rat »*Du musst für alles einen bestimmten Platz haben, dann findest du es auch wieder*« basiert auf dem verständlichen Irrtum, dem man unterliegt, wenn man die besondere Funktionsweise von ADHS nicht kennt.

Wie soll schließlich jemand mit »normaler Wahrnehmung« wissen, wie es sich anfühlt, wenn man manchmal im Minutentakt vergisst, dass man überhaupt etwas vergessen hat. Aber weil diese Vergesslichkeit – oder nennen wir es lückenhafte Wahrnehmung – so überaus zuverlässig ist, brauchen wir Hilfsmittel.

### Schlüssel-Rolle

**Gadget:** Schlüsselrolle mit Gürtelclip
**Erhältlich:** im Eisenwarenfachhandel, in vielen Baumärkten zum Beispiel unter dem Produktnamen »Key-Bak«
**Orte:** am Gürtel, am Taschenriemen
**Verluststopp für:** Schlüssel, Schlüsselbund, Taschenmesser, Feuerzeug, Garagenfernbedienung u. v. m.

Der Schlüsselbund ist ein unvermeidbares Zubehör im Alltag.

Doch wer auch immer Schlüssel oder Schlüsselbund erfunden haben mag, der oder die Gute hat wohl kaum an »User« gedacht, die mit ADHS und der damit verbundenen »Löchrigkeit« ihrer Hände zu kämpfen haben. Sonst hätte er oder sie sicher auch gleich die automatische Schlüsselrolle dazu erfunden.

Doch jetzt gibt es diese ja für mittlerweile alle Einzelschlüssel und Schlüsselbunde. Alle finden sie Platz an meinem Gürtel, bis zu drei dieser praktischen Gadgets passen nebeneinander.

Die automatische Schlüsselrolle besteht aus einem runden Plastik- oder Metallgehäuse von ca. 5 cm Durchmesser und ist mit einer sehr festen Gürtelklammer ausgestattet. Innerhalb des Gehäuses sorgen eine starke Spiralfeder und eine Kette – bei anderen Modellen auch eine reißfeste Kevlarschnur – für automatische Rückholung nach dem Loslassen. Die Schlüsselrolle wirkt also exakt jener lückenhaften Wahrnehmung entgegen, die bei uns ADHS-Betroffenen oft dafür verantwortlich ist, dass wir einen Schlüssel schon in der Sekunde vergessen, in der wir ihn in die Hand genommen haben.

Mit diesem überaus nützlichen »Automaten« am Gürtel oder auch am Riemen einer Handtasche, kann unsereins seinen Schlüsselbund gleich nach dem Hantieren getrost auslassen. Er wird durch den starken Zug von Spiralfeder und Kette sofort wieder eingeholt und hängt in seiner ursprünglichen Position. So kann er unmöglich verloren gehen.

*Noch zwei Tipps:*
Achten Sie darauf, dass die Klammer fest an einem nicht zu dünnen Gürtel oder an dem Handtaschenriemen sitzt.
Zweitens sollten Sie den mitgelieferten Schlüsselring am Ende des Rückzugsmechanismus so verlängern, dass der Schlüsselbund oder einzelne Schlüssel nicht im Freien baumeln, sondern an der Verlängerung, ohne Zug auszuüben, in der Tasche verstaut werden können. Ein ca. 10 bis 15 cm langes zusätzliches Schlüsselkettchen genügt. Andernfalls könnten außen an der Hose oder der Tasche baumelnde Dinge wie Schlüssel, Taschenmesser, Garagenfernbedienung usw. unbemerkt von der Kette fallen.
Überprüfen Sie von Zeit zu Zeit, ob Kette oder Kabel nicht schon abgenutzt sind und abreißen könnten.
Wenn Sie sich diese Schlüsselrolle noch nicht richtig vorstellen können, schicken Sie einfach eine Anfrage per Email unter dem Betreff »Gadgets« an berater@kiddycoach.com. Zur Information siehe auch http://www.shop-klk.de/Art_KB3900-20-10.htm.

## Erfolgsmeldung

Ich verwende dieses Gadget seit nun schon etwa neun Jahren. Die erfreuliche Bilanz: In all dieser Zeit habe ich nur einen einzigen Schlüssel verloren – eine unglaubliche Steigerung gegenüber den jährlich zwei bis drei Verlustmeldungen in all den Jahren davor. Und für Kinder ist es nicht nur ein absolut nützliches, sondern auch ein lustiges Spielzeug, das sie sicher gerne einsetzen.

**Geordneter Rückzug**
**Gadget:** Faden-Gummi
**Erhältlich:** im Geschäft für Näh- und Schneiderzubehör, im Textilgroßhandel, im Textilfachmarkt
**Orte:** am Arbeitsplatz (Schreibtisch), am Nachtkästchen, in der Küche, beim Badezimmerspiegel, an der Anrichte usw.
**Verluststopp für:** Brille, Lieblingskugelschreiber, Fernbedienung, Schere, Haarbürste, Taschenrechner, Schälmesser und viele weitere Alltagsutensilien …

Ein absolut simpler kleiner Trick verhilft mir und vielen meiner Klienten mittlerweile dazu, Brillen, teure Kugelschreiber und Füller, bestimmte Kochutensilien oder auch bloß die täglich benutzte Schere nicht mehr wie sonst zu verlegen oder gar zu verlieren. Daheim an meinem Schreibtisch gibt es allein schon drei Gegenstände des täglichen Bedarfs, die ich vor Anwendung des kleinen, cleveren Gummitricks mehrmals am Tag verzweifelt gesucht habe: Brille, Schere, Vereinsstempel. Besonders die Lesebrille ist früher ein überaus begehrtes Verlustobjekt gewesen. Man hat sie auf der Nase, auch wenn man den Arbeitsplatz verlässt. Bei der Rückkehr an den Schreibtisch hat das Teil dann meist die Nase längst verlassen. So etwas hat etliches Potenzial für den Leidensdruck eines »Dauer-Verlierers«. Wenn man dann auch noch ADHS-typisch impulsiv ist und schnell wütend wird beim andauernden Suchen …
Beim nächsten Schneiderzubehör habe ich also eine hohe Investition getätigt und eine 100-Meter-Rolle mit einem höchstens 3 mm dicken Faden-(oder Näh-)gummi besorgt. In meterlange Stücke geschnitten ergibt das wunderbar flexible Rückziehmöglichkeiten für Brille, Taschenrechner, Füllfeder – oder auch für das permanent abhanden kommende Schälmesser meiner Frau. Sie alle hängen seither an bestimmten Stellen an dünnen Gummischnüren und haben sich seitdem keinen Moment mehr im gefürchteten »Suchmodus« befunden.

Besonders für Brillen ist so ein dünnes Gummiband die perfekte Lösung, weil man getrost jedes Mal vergessen kann, das Ding abzunehmen. Steht man nämlich einfach so auf, verrät ein mit zunehmender Entfernung stärker werdender Gegenzug unmissverständlich: *»Du kannst zwar ruhig hier weggehen, doch deine Brille lässt du hier.«*
Eine normale Schnur kann diesen Komfort nicht bieten. Glauben Sie mir:

ADHS und die damit verbundene verlässliche Zerstreutheit sind sicher stärker als jeder nicht dehnfähige Bindfaden!

Allerdings macht dieses System es notwendig, dass einige Gegenstände wie zum Beispiel Lesebrille oder Füllfeder gleich mehrfach zur Verfügung stehen. Das ist immer noch die billigere und vor allem suchmodusfreiere Variante als andauernd nachzukaufen. In meinem Fall gibt es zwei identische gute Lesebrillen und zusätzlich außerdem zwei billige Lesehilfen. Die hängen nun fix an so manchen wichtigen Plätzen meines Lebens wie Schreibtisch, Nachtkästchen, Zippverschluss vom Rucksack usw. Nur eine billige Lesehilfe trage ich lose mit mir herum, die ohnehin oft genug verloren geht ...

Viel Spaß beim »geordneten Rückzug«, und Sie werden staunen, wie viele clevere Locations sich in Ihren vier Wänden finden lassen!

**Gedanken-Flash**
**Gadget:** Pocket-Memory, Mini-Diktiergerät, MP3-Studio
**Erhältlich:** im Telefonfachgeschäft, im Elektronikfachhandel oder -markt, beim Tontechnikzubehör, bei diversen Markenherstellern
**Orte:** am Nachtkästchen, am Rucksack, am Schreibtisch
**Verluststopp für:** Ideen, impulsartige Gedanken, Formulierungen, Lernstoff für die Schule usw.

Kaum etwas ist so lästig, wie wenn man einen wichtigen Gedanken wieder vergisst. Ich denke, ich erwähne hier nichts Besonderes, möchte dennoch die vor allem für uns ADHS-Betroffenen unglaublich nützliche Erfindung der kleinen Diktiergeräte in Erinnerung rufen.
Für uns ist das Festhalten von sogenannten Gedankenflashs ungleich wichtiger als für andere. Die Impulskontrollstörung wirkt sich ja nicht nur nach außen, sondern auch massiv nach innen aus: Ständig blitzen Impulse auf, rasen Gedankenfetzen durch unser überaktives Gehirn. Nicht selten sind darunter durchaus kreative Ideen, über deren Verlust man sich wenige Sekunden später schon heftig ärgert.
Für mich persönlich ist es jedenfalls hilfreich, eines meiner drei Diktiergeräte gleich bei meinem Bett zu haben, selbstverständlich lässig mit einem Gummifaden am Nachtkästchen montiert. Da ich auch Autor von Büchern und Kolumnen usw. bin, suche ich ständig nach der perfekten

Formulierung, was mich durchaus auch schon mal nachts beschäftigen kann. Schließlich ist die Hyperaktivität nachts nicht »abgeschaltet«. Auf eines kann ich mich immer verlassen: Ein Gedankenfetzen vor dem Einschlafen, so genial er auch sein mag, ist am nächsten Morgen hundertprozentig spurlos verschwunden.

Auch mit ADHS-betroffenen Kindern habe ich die Anwendung von Diktiergeräten höchst erfolgreich erprobt, hier meistens in Verbindung mit der Schule allgemein, dem Lernen und so manchen »Was-ich-Mami-noch-sagen-wollte«-Listen. Auch zwei wichtige therapeutische Ansätze habe ich entdecken können: Auf einigen der bei experimentierfreudigen ADHS-betroffenen Kindern probeweise eingeführten Diktiergeräte befinden sich schon Tondokumente von »Sachen, die ich ganz toll gemacht habe«: Sehr effektiv zum Aufbau des Selbstwertgefühls! Der zweite heilsame Aspekt kann nur von einem ADHS-Betroffenen wirklich erspürt werden, nämlich wie gut es tun kann, das Gedankenchaos zu ordnen, indem man manches einfach ablädt und sozusagen aus dem Chaos hinauswirft. Es macht ruhiger und entspannter und es erleichtert.

*Wir lassen unseren Gedanken gerne und oft freien Lauf*
*und vergessen meist, sie wieder einzusammeln.*
Ernst Ferstl

## Verkettete Rucksäcke

**Gadget:** Karabinerkette
**Erhältlich:** im Eisenwarenfachhandel, in Baumärkten
**Orte:** am Alltagsrucksack, im Aktenkoffer, am Handtaschenriemen
**Verluststopp für:** Brieftasche, Geldbörse, Kreditkartenetui, Taschenspiegel usw.

Wie oft ich früher meine Brieftasche stundenlang gesucht habe, kann ich weder in Zahlen noch in Worte kleiden. Aber auch die tatsächlichen Verluste dieses wertvollen Utensils lassen sich kaum zählen. Seit jedoch an meinem Alltagsrucksack eine etwa 60 cm lange Kette mit kleinen, aber sicheren Karabinern an beiden Enden meine Geldtasche sichert, habe ich sie nicht ein einziges Mal mehr suchen müssen. Es ist erstaunlich, wie schnell man sich daran gewöhnt, den Rucksack vor sich hinzustellen, mit der Brieftasche zu hantieren, um sie dann notwendigerweise wieder in dasselbe Fach zurückzuschieben, weil die Kette gar nichts anderes zulässt.

Mein schönstes Erlebnis in Verbindung mit diesem Gadget war darüber hinaus, dass sich mein quirliger und ziemlich vergesslicher Sohn unbedingt den gleichen Rucksack, die gleiche Kette und eine absolut identische Brieftasche gewünscht hat. Auch er verliert das wertvolle Ding seither nicht mehr.

### Tagesplaner
**Gadget:** Filofax
**Erhältlich:** im Papierfach-, im Bürofach-, im Buchhandel
**Orte:** im Alltagsrucksack, in der Schultasche, am Schreibtisch, überall …
**Verluststopp für:** Termine, Vereinbarungen, Schularbeiten, Gedanken, Ideen, Telefonnummern, Telefongespräche …

Was für Erwachsene zumeist ein ohnehin unverzichtbares Zubehör ist, wird Kindern oft nur selten zugestanden: ein Filofax, jenes Büchlein, in dem sich Tages-, Wochen- und sogar Jahresplaner befinden und das man obendrein mit vielen gut organisierbaren Zusatzabteilungen versehen kann, ist wohl für kaum jemanden nützlicher als für ein Kind, das mit innerem und äußerem Chaos wohl vertraut ist.
Die erfolgreiche Anwendung eines solchen Gadgets geschieht meiner Erfahrung nach am besten durch Vorbildwirkung. Begeistern Sie sich selbst für Ihren eigenen Terminplaner, wenden Sie ihn konsequent an und führen sie Ihre kleine Chaosprinzessin oder Ihren Zappelphilipp doch mit Spaß und kreativen Ideen in die Welt der Notizen und Terminkringel ein. Ich kann mir kaum ein nützlicheres Instrument vorstellen als eines, das hilft, das beschriebene Chaos zu ordnen, das in einem jungen Menschen mit ADHS täglich tobt.

### Planungswand
**Gadget:** Korktafel, Planungstafel
**Erhältlich:** im Papierfachhandel, im Bürofachhandel
**Orte:** an der Wand vor dem Arbeitsplatz, im Vorraum, an zentralen Stellen
**Verluststopp für:** alle persönlichen Gegenstände, Ideen, Vereinbarungen, To-do-Listen, »Gut gemacht«-Listen

Eine Pin- oder Korkwand findet sich wohl in fast jedem Haushalt. Sie ist äußerst hilfreich, um an Vereinbarungen zu erinnern, die erst vor Kurzem getroffen worden sind: besonders nützlich also für jemanden, der vielleicht gar nicht nachhaltig wahrnimmt, was er soeben mündlich vereinbart hat. Da es gerade für Eltern von Kindern mit ADHS wichtig ist, ihre eigenen Vorgaben auf jeden Fall einzuhalten, spricht nichts dagegen, diese zuweilen auch deutlich sichtbar an der Korkwand zu platzieren, zum Beispiel auf bunten Kärtchen mit verschiedener Wichtigkeit.

Ich habe mit betroffenen Kindern auch schon gute Erfahrungen mit aufgehängten Prioritätenzettelchen und natürlich den altbewährten »Gut gemacht«-Listen gemacht.

> *Wie soll man zu sich selbst finden, wenn man zerstreut ist?*
> Klaus Klages

## Handfessel mit Pfiff

**Gadget:** Lederarmband oder Stoffarmband mit Ringen
**Erhältlich:** in Lederwerkstätten, bei Gürtelherstellern, manchmal im Motorradfachhandel, Eigenfabrikat
**Orte:** am Handgelenk
**Verluststopp für:** Stirnband, Jausen- (Vesper-) Paket, Turnbeutel, Handschuhe, Regenschirm

Was ich Ihnen jetzt beschreibe, mag Ihnen als übertriebene oder gar verrückte Maßnahme erscheinen, doch sie funktioniert. Auch diesen Tipp habe ich oft erprobt, bevor ich auch nur einen Gedanken an eine Veröffentlichung verschwendet habe.

Die Vorgeschichte: Von einer Klientin, der Mutter eines achtjährigen ADHS-betroffenen Kindes, habe ich als kleines Dankeschön einen tollen und wahrscheinlich ziemlich teuren Regenschirm geschenkt bekommen. Doch mit meiner Vergesslichkeit hat sie wohl nicht gerechnet. Der wunderschöne neue Regenschirm war damals bereits bei meiner Ankunft zu Hause verloren gegangen. Aber Sie erinnern sich sicher an die hilfreiche Trotzreaktion: *»Jetzt erst recht!«*

Gleich am nächsten Tag habe ich mir in einem kleinen Lederfachgeschäft, in dem man sich jeden Gürtel auf Wunsch individuell anfertigen lassen kann, ein Lederarmband ausgesucht. Dann habe ich an das nur 2 cm breite Armband zwei dünne Metallringe montieren lassen. Es war in weniger als zehn Minuten fertig und obendrein spottbillig.

Nun kommen erneut meine bewährten Gummischnüre zum Einsatz: An beiden Enden mit winzigen Karabinern versehen, verbindet nun an Regentagen ein kurzes Stück Gummifaden mein Handgelenk untrennbar mit dem Regenschirm. Natürlich nicht in wahrsten Sinne des Wortes: Ein sekundenschneller Handgriff zum Karabiner kann mich jederzeit mühelos von dem ganzen trickreichen Anhang trennen.

Dieses Gadget taugt natürlich auch für andere Gegenstände: Stirnband und Handschuhe beispielsweise zählen schon aufgrund des häufigen Indie-Hand-Nehmens ganz sicher zu den am meisten verloren gehenden Gegenständen im Alltag, nicht nur für ADHS-Betroffene.

Sicher, liebe Leser, solche Maßnahmen werden Sie natürlich nur treffen, wenn Sie Ihnen gefallen. Es handelt es sich hier um Tipps, die Sie beherzigen können, aber natürlich nicht müssen.

Jedoch kommt bei dem zuletzt genannten Gadget ein wertvoller Bonus für ADHS-Betroffene hinzu: der Lerneffekt. Und zwar durch das permanente Gefühl, einen leichten Zug am Handgelenk zu spüren, einen Gegenstand dort hängen zu haben, der einen vielleicht stört. Dies erhöht das Bewusstsein, dort etwas zu transportieren. Ein Gewöhnungseffekt tritt ein! Kinder gewöhnen sich an dieses Gefühl sogar noch schneller als Erwachsene. Lässt man sie eine Zeit lang konsequent diesen kleinen Verluststopp anwenden, so bringen sie ihre Turnbeutel, Handschuhe usw. bald auch ohne jede »Handfessel« wieder mit nach Hause.

Das Anlegen und Anwenden von Hilfsmitteln dieser Art muss Ihrem Kind Spaß machen, nur dann funktioniert es. Verbinden Sie es zum Beispiel mit einem Spiel, einem kleinen Wettbewerb oder – besser – mit authentischer Vorbildfunktion: Wenden Sie das Gadget selbst an! Damit haben Sie einen weiteren positiven Effekt erreicht auf Ihrem Weg, der ADHS-typischen Vergesslichkeit ein Schnippchen zu schlagen.

**Türhaken**
**Gadget:** Klemmhaken, Schraubhaken, Hakenleiste
**Erhältlich:** im Eisenwarenfachhandel, in Baumärkten, im Haushaltswarenfachhandel
**Orte:** an der Eingangstüre
**Verluststopp für:** Schlüssel, Schlüsselbund, Brieftasche, Brille, Sonnenbrille

Das Beispiel kennen wir bereits: Zu Hause angekommen, wird täglich jene kleine Zeremonie erledigt: Ein Schritt in den Vorraum – stehenbleiben – umdrehen – Blick nach oben – Schlüsselrolle, Sonnenbrille und auch die Geldbörse an einen der großzügig dimensionierten Haken hängen. Alle Gegenstände, die man ohnehin nur außerhalb des Wohnbereichs braucht, können dort ihren organisierten Platz finden. Obwohl das für ADHS-betroffene Menschen keine Garantie ist, nicht doch etwas zu verlieren, so hilft es dennoch auf therapeutische Weise, sich an eine ständig wiederkehrende Handlung wie diese zu gewöhnen. Hält Ihr Kind dies ein paar Wochen konsequent durch, so passiert es bestimmt viel seltener, dass es die Wohnung betritt, ohne diese rituellen Handgriffe durchzuführen. Beim Verlassen der Wohnung oder des Hauses gibt es somit sicher kein häufiges Suchen mehr.

Erneut gibt es hier einen therapeutischen Bonus: Der gelegentliche Blick auf die ordnungsgemäß am Haken befestigten Utensilien beim Vorbeigehen an der Eingangstüre bringt die gut erledigte Routine bildhaft in Erinnerung. Es ist ein einfaches Bewusstmachen von oft unbewussten Handlungen. Somit verhilft uns dieses Gadget auch noch zu einem ebenso wirksamen wie notwendigen Trainingsschritt gegen unsere vielfach nicht wirklich wahrgenommenen Wahrnehmungen.

*Ich habe Ihnen nur das Handwerkszeug gegeben,*
*der Handwerker sind ganz allein Sie selbst.*
Albert Einstein

## Kampfansage
Vollständig ist diese Aufzählung von einfachen Hilfsmitteln, die der Vergesslichkeit spielerisch ein Schnippchen schlagen können, sicher noch nicht. Wie erwähnt, sind Ihrer persönlichen Kreativität und der Ihres Kindes keine Grenzen gesetzt. Ich möchte Sie hier lediglich motivieren, nichts dem Zufall oder gar dem Chaos zu überlassen!

Vielleicht fragen Sie sich jetzt, warum gerade die Kampfansage gegen die Vergesslichkeit den »ersten Platz« im Abschnitt über Zappelphilipps Verhaltenstherapien erhalten hat.

Meine Antwort darauf ist, so hoffe ich, deutlich geworden: Man kann es ganz entspannt schaffen, auch der größten Schwäche, dem leidvollsten Defizit den Kampf anzusagen.

Gehen Sie vielleicht gleich heute noch auf Ihr sonst so vergessliches ADHS-betroffenes Kind oder Ihren ADHS-betroffenen Partner zu und stimmen Sie sich gemeinsam auf Ihr neues positives Motto ein: »*Vergesslichkeit? Leidensdruck? Planlosigkeit? Nicht mit uns. Jetzt erst recht!*«

*Aus Steinen, die in den Weg gelegt werden,*
*kann man auch etwas Schönes bauen.*
Johann Wolfgang von Goethe

# DIE REDUNDANZ DER SINNE
## Überfluss in aller Bescheidenheit

Nachdem wir uns nun mit manch äußerem Hilfsmittel angefreundet
haben, stelle ich Ihnen in diesem Kapitel zwei einander sehr ähnliche
innere Hilfsmittel mit therapeutischer Wirkung gegen die so überaus
lästige Vergesslichkeit vor.
Die fast automatisierte Vergesslichkeit kann bei ADHS-Betroffenen
den größten Leidensdruck erzeugen.
Aber fragen wir doch einmal einen Betroffenen selbst, zum Beispiel
Julian, ob er die nun folgenden Ansätze für sich selbst auch nützlich
und spannend findet ...

*Fallen ist weder gefährlich noch eine Schande. Liegenbleiben ist beides.*
Konrad Adenauer

*Keywords*
**Kategorie:** verhaltenstherapeutischer Ansatz
**Verknüpfte Symptome:** Vergesslichkeit, Impulskontrollstörung, Auf-
merksamkeitsspanne
**Lösungspotenzial:** Hilfestellung, neue Routinen
**Verknüpftes Entspannungspotenzial:** leicht anwendbare und hocheffi-
ziente Verhaltensmuster

**Doppelt hält besser**
Unter »Redundanz« (aus dem Lateinischen redundare = im Überfluss
vorhanden) versteht man generell einen Zustand von Überladung oder
Überfluss.
Verfügt also irgendein System in einer bestimmten Kategorie über Redundanz, so bedeutet dies, dass es mit eigenen Mitteln einen Ausfall in
genau dieser einen Kategorie sofort ersetzen kann.
Das kann bei einem technischen Gerät ebenso vorkommen, wie in einem
abstrakten Zusammenhang. Bei einem perfekt ausgestatten Compu-
tergehäuse spricht man von einem »redundanten Netzteil« dann, wenn
zwei voneinander unabhängige Netztrafos eingebaut sind. Fällt einer

plötzlich aus, springt sofort der zweite an. Der Rechner arbeitet somit ungestört weiter. Der Ausfall fällt aus diesem Grund meist gar nicht unbedingt auf.

Auch in einem Gespräch zwischen zwei Menschen kann es Redundanz geben: Damit ist das mehrfache Vorhandensein ein- und derselben Information gemeint.

Wir werden gleich sehen, warum dieser besondere Ausdruck Philipp und mich schon ganz zappelig macht, *aus lauter Vorfreude natürlich nur …*

> *Wer sich nicht mehr erinnern kann, muss nicht vergessen haben.*
> Gunter Preuß

## Redundanz Part 1: »Handgreiflichkeiten«

Sie wissen ja nun schon, dass wir ADHS-Betroffenen mit etwas zu kämpfen haben, das »Impulskontrollstörung« genannt wird. Das heißt, es kann jeder noch so unwichtige Impuls den gerade aktuellen Gedanken auslöschen. Besonders leicht passiert das, wenn nur eine Sinneswahrnehmung am laufenden Gedankenprozess beteiligt ist, zum Beispiel nur der Tast- oder Sehsinn oder nur das Gehör.

Der Beginn meiner persönlichen Testreihe zum Thema Redundanz liegt inzwischen neun Jahre zurück. Ich habe mich gefragt, ob es helfen könnte, wenn wir ein und denselben Vorgang mit zwei oder mehreren Sinnen gleichzeitig wahrnehmen. Mit dieser Überlegung war und bin ich nicht alleine.

In Zusammenarbeit mit vielen ADHS-Betroffenen unterschiedlichen Alters habe ich versucht herauszufinden, ob Sinnesredundanz erfolgreich gegen die Impulskontrollstörung im Kontext von Vergesslichkeit eingesetzt werden kann.

Wie immer habe ich zuerst an mir selber getestet und deshalb kann ich Ihnen – dank ADHS – aus eigener Erfahrung berichten!

Weil wir ADHS-Betroffenen ja mit allem immer gleich herausplatzen müssen, kann und muss ich es jetzt vorwegnehmen: Bei mir hat es vorzüglich geklappt und es funktioniert bis heute. In den Situationen, in denen meine Familie oder Menschen in meinem näheren Umfeld darauf achten, Sinnesredundanz im Umgang mit mir anzuwenden, verliere ich kaum mehr Gegenstände und vergesse auch nicht mehr, laufende Handlungen abzuschließen.

Um die damit verbundenen »Handgreiflichkeiten« nun endlich für Sie verständlich zu machen, schauen wir nun bei Julian vorbei. Der damals achtjährige Bub war nämlich einer meiner ersten Testpersonen.

### ▶▶ Fall 41: Verlierer

Der quirlige Julian ist ein absolut verlässlicher kleiner Bub. Allerdings anders, als Sie denken. Bei der Erfüllung so mancher Pflichten ist er nämlich keineswegs so verlässlich. Sein Zimmer befindet sich im permanenten Chaos. Seine Hausaufgaben dümpeln in andauernder Nachschreibphase und mit der Leistung in der Schule hapert es ziemlich. Aber auf eines kann man sich bei dem kleinen Wirbelwind beinahe sicher verlassen: Was immer er in die Hand nimmt, hat er innerhalb der nächsten zwei Minuten schon verlegt, vergessen, verloren. Seine tägliche Verlustserie geht dabei vom Jausenpaket über die Geldbörse oder den Schlüsselbund bis hin zum kompletten Schulrucksack.

Julians Mutter hat zwar das Wahrnehmungsdefizit ihres Sohnes seit seiner Diagnose ADHS besser zu verstehen gelernt, dennoch ist sie immer wieder ziemlich gestresst. Nachhaltig verbessern konnten Julian und seine Mutter ihren gemeinsamen Tagesablauf noch nicht: Andauerndes Suchen von Dingen, wiederholte Standpauken deswegen, sinnloses Ermahnen. Das Spannungspotenzial ist hoch, Tränen fließen viel zu oft, auf beiden Seiten.

Nach der Lektüre meines ersten Buches allerdings wendet Julians Mutter immer häufiger Elemente der entspannten Erziehung an. So reagiert sie inzwischen auf manches früher Unerträgliche mit Humor. Als der Bub zum Beispiel mal wieder seine brandneue Füllfeder verloren hat, sagt sie: *»Du hast dir da aber ein ziemlich teures Hobby ausgesucht. Ich werde mich wohl besser gleich darauf einstellen, dir alles mindestens doppelt zu kaufen.«*

Was für Julian hier zählt, ist der entspanntere, humorvollere Umgang seiner Mutter, die aus den Situationen keine allzu großen Dramen mehr macht.

Doch damit sind der Leidensdruck und die Belastung für beide noch nicht überwunden.

### Lösungsansatz

Seit ich meine Tests mit Julian begonnen habe, setzt jedoch eine deutliche Veränderung ein: Seit mehreren Tagen hat der liebenswerte »Schussler« kaum mehr etwas verloren oder verlegt, vielleicht auch, weil er trotz seiner acht Jahre sofort begeistert bereit dazu war, aktiv mitzuarbeiten. Sehr schwer war die Sache mit der Sinnesredundanz ohnehin nicht für den Jungen – sondern im Gegenteil ...

Für die erfolgreiche Anwendung dieses Tools ist eher die konsequente Mitarbeit der Mutter gefragt.

> *Niemand macht sich so sehr um die Welt verdient wie gute Eltern.*
> Edward Bellamy

Julians Mutter befolgt also seit einigen Tagen genau meine Anweisungen: *»Sobald Sie Julian etwas Wichtiges in die Hand geben wollen, tun Sie das bitte ab nun nicht mehr einfach nebenbei, sondern ergreifen Sie mit Ihrer zweiten Hand die Ihres Sohnes und drücken Sie sie sanft, aber fest genug. So bekommt Julian nicht nur den Gegenstand zu fassen, sondern spürt zusätzlich über Haut und Muskelanspannung Ihre und damit auch seine eigene Hand. Es entsteht eine zweite, zusätzliche Wahrnehmung beim bloßen Ergreifen eines Gegenstandes.«*

Bei der beschriebenen »Handgreiflichkeit« erhöht das warme, sichere Gefühl durch den Druck der Hand der Mutter Julians Wahrnehmung deutlich.

Danach geht Julians Mutter mit ihren therapeutischen Versuchen noch einen Schritt weiter: Wenn sie ihrem Sohn etwas übergeben will, ergreift sie nicht nur seinen Unterarm oder seine Hand mit dem schon gewohnten milden Druck, sondern sie wartet, bis der Junge sie anschaut, und fragt ihn dann: *»Hast du es?«* Julians Gehirn muss plötzlich noch mehr voneinander unabhängige Eindrücke zur selben Sache gleichzeitig verarbeiten, um dann auch noch mit Ja antworten zu können. So kann sich sein Gedächtnis mithilfe dieses »Überflusses« schließlich ein Gesamtwerk zusammenbasteln: eine haltbare Erinnerung. So wird aus Tasten, Spüren, Schauen und möglicherweise Antworten ein Informationspaket, das genügend Kleinteile enthält, um nicht gänzlich verloren zu gehen.

**Aus meiner Sicht:**

Meinen Selbsttest habe ich damals zunächst nicht in meiner Familie oder gar mit Klienten, sondern mit meiner langjährigen Nachmittagsgruppe von Kindern im Alter zwischen 11 und 15 Jahren gemacht.

Die meisten dieser Kids und Jugendlichen haben gewusst, wie oft ich wichtige Dinge schon nach einer Minute zu suchen beginne. Also habe ich einige von ihnen auf den Umgang mit der Sinnesredundanz eingestellt. Nicht nur, dass einige von ihnen das sehr gerne für mich und mit mir getan haben, sondern es hat auch zu durchschlagenden Erfolgen geführt. So habe ich erstmals mithilfe anderer Menschen die Hürde der Vergesslichkeit zu überwinden gelernt.

Der 14-jährige David hat noch einen Zusatzbonus erfunden: Oft nachdem die Sache mit der Sinnesredundanz schon durchgezogen war, hat sich der Junge Minuten später vor mir aufgebaut und mich noch ein weiteres Mal gefragt: »*Hast du es noch immer?*« oder »*Wo hast du das Teil denn eingesteckt?*« Spätestens zu diesem Zeitpunkt habe ich dann jeweils *sicher* wahrgenommen und mir auch gemerkt, was Sache war: durch Redundanz.

Neugierig geworden, vielleicht sogar begeistert?
Dann haben Sie ab sofort die Möglichkeit zu üben. Verschaffen Sie sich Ihr erstes gemeinsames Erfolgserlebnis mit Ihrem Kind oder Partner mithilfe der Sinnesredundanz. Erst dann sollten Sie zur nächsten Stufe übergehen, die für Nachhaltigkeit sorgt. Erfolg garantiert, auch wenn er unter Umständen nicht sofort messbar ist.

# Redundanz Part 2: »Emotion Tracking«

Im zweiten Teil zum Thema Sinnesredundanz werden wir später auch nochmal auf Julian zurückkommen. Aber vorher möchte ich Ihnen erst wieder einige Sach- und Fachinformationen unterbreiten:
Die Studie, die dem therapeutischen Ansatz im Kampf gegen die Störung der Impulskontrolle zugrunde liegt, stammt von der Universität Freiburg in Deutschland. Dort ist diese einfache und doch wirksame Methode hauptsächlich an von ADHS-betroffenen Erwachsenen getestet worden.

Neugierig wie ich bin, habe ich das »Emotion Tracking«, wie ich es nenne, nicht nur als Erwachsener an mir selbst, sondern auch mit einigen unserer jungen Klienten erfolgreich getestet.

Die Forscher der Uni Freiburg sind von der Tatsache ausgegangen, dass das menschliche Gehirn nur dann Eindrücke nachhaltig speichern kann, wenn nicht nur der bloße Sinneseindruck, also Sehen, Hören, Fühlen, Schmecken usw., sondern auch eine Emotion, ein Gefühl damit verbunden ist.
Hört sich kompliziert an, ist es aber nicht, Sie werden sehen.

Man merkt sich tatsächlich viel eher bestimmte Handlungen, wenn mit ihnen auch Gefühle, entweder positive oder negative, verbunden sind, auch wenn die Empfindung noch so kurz ist und egal, aus welcher Richtung sie kommt. Der Fachbegriff dafür heißt »Verknüpfung«. Das menschliche Gehirn erzeugt derartige Verknüpfungen automatisch bei jeder merkenswerten Handlung.

> *Nichts ist im Verstand, was nicht zuvor in der Wahrnehmung wäre.*
> Thomas von Aquin

Allerdings funktioniert das nicht bei allen Menschen so reibungslos. Wir ADHS-Betroffenen funktionieren aufgrund unserer Impulskontrollstörung ein wenig anders, unsere Wahrnehmung verknüpft nicht selbstverständlich die Dinge des täglichen Erlebens auch mit einer passenden Emotion. In dieser Hinsicht sind wir gewissermaßen emotionslos.

Oder besser: nennen wir es unfähig, die beiden verschiedenen, aber dennoch zueinander passenden Sinneseindrücke von »erkennen« und »erfühlen« auch miteinander in Einklang zu bringen. Wahrscheinlich wird auch bei uns ADHS-Betroffenen bei jedem Impuls, der auf uns einstürmt, ein bestimmtes Gefühl hinzukommen. Doch ebenso wahrscheinlich wird dieses Gefühl woanders abgespeichert als die Handlung und kann so keinen Rückschluss mehr auf das erzeugen, was wir uns eben gerade merken wollen.

Also was spricht dagegen, unser besonders gestricktes Gehirn bewusst darauf zu trainieren, die Fähigkeit der nachhaltigen Verknüpfung von Gefühls- und Handlungs-Eindruck zu erlernen?

Trainieren Sie gemeinsam mit Ihrem Kind das »Emotion Tracking«, aber tun Sie das konsequent.

Diesmal kann es Philipp wohl am besten erklären:

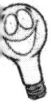

### ZAPPELPHILIPPS TOP-TIPPS

Liebe Eltern von uns Zappelphilippen und Chaosprinzessinnen: Übt bitte – so oft ihr daran denkt – mit uns spielerisch das Verbinden von Sinneseindrücken mit dazu passenden Gefühlen. Das könnt ihr praktisch überall und ohne Aufwand machen: im Kinderzimmer, beim Kochen, Zusammenräumen … Sogar an der U-Bahnstation: Dort zum Beispiel lasst ihr uns eine Bank berühren. Fragt uns, was für ein Gefühl uns spontan dazu einfällt. Ist es ein Gefühl von Kälte? Härte? Ist die Oberfläche angenehm oder unangenehm? Oder kommt sofort die Erinnerung an eine andere Sitzbank auf, die aus der Schule? Gar eine schlechte Erinnerung? Vielleicht an unser Nachsitzen letzte Woche? Aber das ist nicht wichtig. Denn schon ist das Spiel gewonnen und es ist auch schon fertig fürs Erste.

Jetzt ist eine Wiederholung erlaubt: *»Auf ein Neues. Jetzt berührst du vielleicht mal den Saum deiner Hose.«* Die nächste Emotion und damit die nächste Erinnerung warten schon auf uns.
Cooles Spiel zum Zeitvertreib, während wir Zappelphilippe auf die doofe U-Bahn warten, oder?

Bitte probiert aber mein *»Spür dich spüren«*-Spielchen immer wieder. Ihr dürft nicht ab morgen wieder nachlassen. Klinkt euch drei- bis fünfmal am Tag in unser neues »Emotion Tracking« ein. An wenigstens drei Tagen pro Woche. Ihr werdet sehen: Es wirkt irgendwann nachhaltig gegen unsere andauernde Zerstreutheit!
Und es kann uns viel Spaß machen, vom späteren Erfolgserlebnis ganz zu schweigen!

**Geübt – gelernt!**
Mit diesem einfachen Wiederholungsspiel lernt das von so vielen In-
puts geschüttelte Gehirn eines ADHS-Betroffenen Dinge, die es mit dem
Tastsinn erfasst hat, auch mit dem dafür notwendigen Gefühl zu erfas-
sen. Schon ist es ein Stückchen weitergekommen auf dem Weg, spätere
Handgriffe nicht so schnell wie sonst zu vergessen.

Das bewusste Erzeugen von Gefühlen bei alltägliche Handlungen erhöht
nebenbei die Fähigkeit zur Wertschätzung. Auch über diesen wichtigen
Aspekt der Selbstwahrnehmung haben wir bereits gesprochen.

**Nachgefragt**
In den Sekunden, in denen Julians Mutter die Hand ihres Sohnes fest
drückt und ihm gleichzeitig in die Augen sieht, wendet sie nun auch das
»Emotion Tracking« an: Leise und betont langsam erinnert sie Julian daran, sich auch ein bestimmtes Gefühl zu seiner momentanen Handlung
zu merken: »*Fühlst du Wärme, wenn ich dich anfasse? Oder festen Druck?
Vielleicht zu fest? Oder drücke ich etwa zu sanft für dich? Ist eine Erinnerung für dich damit verbunden? Oder vielleicht sogar eine Erwartung?*« Außerdem spart sie dabei auch nicht mit Anerkennung für ihren kleinen
Zappelphilipp: »*Gut so, Julian, das war's auch schon, gut mitgemacht hast
du.*«

Julians Gehirn hat den sanften Druck der Hände jetzt mit mehreren
Sinneseindrücken verknüpft: seinen Tastsinn mit der spürbaren Muskel-
kraft und Wärme seiner Mutter, sein Gehör mit Blickkontakt und nun
mit einer Erinnerung, einer Emotion. Und diese redundanten Eindrücke
drehen sich momentan nur um eine einzige Sache: seine nagelneue Füllfeder, die seine Mutter ihm gerade in die Hand gelegt hat.

Das Wunder geschieht: Noch nach drei Wochen kann man Julian darüber
befragen, wohin er seine neue Füllfeder beim allerersten Mal, während
seiner ersten Redundanz-Übung mit seiner Mutter, gesteckt hat. Ohne
nachdenken zu müssen kann er antworten: »*In die dritte Schlaufe links*

*in der Schultasche.«* Ein wirklich langer Merkerfolg für so eine einzelne, unbedeutende Handlung.
Doch das Spiel beginnt Julian Spaß zu machen!

*Wer nicht das Unmögliche wagt, wird nie das Mögliche erreichen.*
Michail Bakunin

# DIE REGRESSION DES ERLEBTEN
## Rückblicke in die Aufmerksamkeit

**Erneut geht es um zwei einander sehr ähnliche verhaltenstherapeutische Vorschläge, denen ich den Sammelbegriff »Regression« geben möchte. Die Entwicklung beider Verhaltensmuster geht hauptsächlich wieder auf die Erfahrung mit meinem eigenen Leidensdruck zurück. Irgendwann hat es mir gereicht, mich an eben gerade ausgeführte Handlungen schon wenige Sekunden danach überhaupt nicht mehr erinnern zu können. Vielen Kindern und Jugendlichen, mit denen ich gearbeitet habe, hat der Trick mit der Regression bei der Verbesserung ihrer Aufmerksamkeitsspanne jedenfalls nachhaltig geholfen.**

*Keywords*
**Kategorie:** verhaltenstherapeutischer Ansatz
**Verknüpfte Symptome:** Aufmerksamkeitsspanne, Zerstreutheit, Merkfähigkeit
**Lösungspotenzial:** Hilfestellung, therapeutisch wirksame, spielerisch-lustige Verhaltensmuster
**Verknüpftes Entspannungspotenzial:** weniger Frust und Verlust

### Regression als Ritual
Jene beiden Verhaltenstechniken, die ich hier vorstellen möchte, tragen dem Umstand Rechnung, dass alle Kinder aufgrund ihres tief verwurzelten Wunsches nach Sicherheit und Struktur gern Rituale ausführen. Für Kinder mit ADHS, deren Erlebniswelt höchst unstrukturiert ist, schaffen akzeptierbare und funktionelle Rituale allerdings wesentlich tiefergehende Grundvoraussetzungen für innere Ausgeglichenheit, noch dazu, wenn es sich dabei um spielerische Wiederholungen handelt.

»Regression« bedeutet Rückführung oder Rückschritt. Diese beiden Worte beschreiben so punktgenau die beiden nachfolgenden Methoden, dass der Sammelbegriff geradezu *maßgeschneidert* erscheint.

Die spielerische Regression als Hilfsmittel bei ADHS hat ihren Platz in meinem Leben und damit in meinem Buch aus zwei Gründen gefunden: Sie ist erstens leicht im Alltag anwendbar und scheint zweitens einen erstaunlich hohen Trainingseffekt für die Gedächtnisleistung und Aufmerksamkeit zu haben. Allerdings erfordern beide Techniken ebenso aktive wie freudige Mitarbeit der Eltern und natürlich Konsequenz in der Anwendung.

## Regression Part 1 – Rückblickende Bildgeschichten

Unser Gehirn muss ein Leben lang trainiert werden, besonders dann, wenn es nicht ganz so verlässlich tickt, wie es eigentlich sollte. Ein winziger Trainingsschritt könnte so aussehen:

▸▸▸ **Fall 42: Umpfmabarutzl**
Die achtjährige Nina hat ADHS und kämpft schon lange gegen ihre Zerstreutheit und extrem kurze Aufmerksamkeitsspanne. Deshalb ist sie mit Susanne, einer der Beraterinnen aus unserem Verein, zusammengetroffen, deren feines Gespür ihr sofort verraten hat, dass bei Nina eine rasche Auffassungsgabe mit hoher bildlicher Vorstellungskraft zusammenhängt. Darüber hinaus ist der routinierten Pädagogin sofort klar geworden, dass in Ninas Leben viel zu wenige Rituale vorkommen. Perfekte Voraussetzungen für einen wahrscheinlich erfolgreichen Einsatz der Regression.
Das neue Spiel, das sie gemeinsam erarbeiten, soll also eine Zeit lang zum täglichen Ritual werden. Ninas Mutter muss allerdings mitarbeiten. Deshalb fungiert die junge Frau nun seit fast vier Wochen oft mehrmals am Tag als Auslöser: Auf das zungenbrecherische Stichwort »*umpfmabarutzl*« hin darf Nina augenblicklich sicht- und hörbar alles fallen lassen, das sie vielleicht gerade in der Hand hält, wenn es nichts Zerbrechliches ist. Das macht Spaß, so etwas wird ihr ja sonst nicht erlaubt. Dafür muss sie aber ohne viel nachzudenken kurze Bildgeschichten erzählen. Darin müssen mindestens vier einzelne Handgriffe vorkommen, die Nina in den letzten Minuten gerade gemacht hat: »*Wie ich gerade meine Füllfeder zugemacht hab, hat mir eine kleine blaue Elfe gezeigt, wo der Verschluss liegt und dann hat sie mich gefragt, ob ich auch den Fehler bei der Mathehausübung schon ausgebessert hab. Das hab ich natürlich schon gemacht,*

*weil mir kurz vorher jemand beim Ausradieren der falschen Ziffern geholfen hat. Das war ein fetter, aber freundlicher Kobold mit flinken Händen und goldenen Ringen an den Fingern. Und mit einem der Ringe von dem netten Kobold hab ich davor noch …«* Ninas Mutter kritzelt für jedes geschilderte Bild einen Stern auf ein Papier. Eigentlich ist das ein einfaches Spiel für ein fantasiebegabtes Mädchen. Nina hat den Schwierigkeitsgrad deshalb schon nach kurzer Zeit selbstständig erhöht: Mittlerweile kann das Kind auf das Stichwort hin schon mehr als zehn ihrer letzten Handgriffe wiedergeben, meist sogar in chronologischer Reihenfolge. Das fällt Nina auf einmal ganz leicht, weil sie den Trick anwendet, den Susanne ihr beigebracht hat: In jedes einzelne Bild packt sie geschickt eine Verbindung zur jeweils vorhergehenden Tätigkeit, so wie die kleine Elfe, die nach dem zuvor ausgebesserten Fehler gefragt hat … Das Mädchen wird immer besser und ihre Bildgeschichten werden immer bunter und lustiger.

> *Beim Spiel kann man einen Menschen in einer Stunde besser kennenlernen als im Gespräch in einem Jahr.*
> Platon

## Aus meiner Sicht:
### Trainingseffekt durch bildhafte Verknüpfung

Die Entwicklung dieser simplen Trainingsmethode ist aus Verzweiflung über mein oft auffallend kurz anhaltendes Wahrnehmungsvermögen entstanden. So habe ich begonnen, mich mehrmals am Tag auf einen kurzen Rückblick zu konzentrieren: *»Welche Handgriffe habe ich in den letzten 10 Minuten eigentlich gemacht?«* Ich habe aber während meiner konsequenten Selbstversuche wahrgenommen, dass ein stärker spürbarer Heilprozess für meine Merkfähigkeit offenbar erst dann eingesetzt hat, wenn ich meine Tätigkeiten gedanklich in chronologisch richtiger Reihenfolge durchgespielt habe. Doch den allerhöchsten Trainingseffekt für mein Gedächtnis und meine Konzentration hat erst der Trick mit der *bildhaften Verknüpfung* gebracht.

Diesen Bonus verdanke ich dem britischen Mentaltrainer und Autor Tony Buzan und der von ihm entwickelten Methode des bildhaften Merkens. Der Psychologe hat unzählige Publikationen darüber verfasst, wie sich die Gedächtnisleistung unter Zuhilfenahme bildhafter Vorstellungskraft um ein Vielfaches steigern lässt. Dabei liegt der wirkliche Clou in der Verbindung der einzelnen Bilder zu einer weitgehend zusammenhängenden Story.

Die Entwicklung der rückblickenden Bildgeschichte als spezielles Training für Kinder mit ADHS war für mich eine logische Folge: Kinder lieben es schließlich, ihre Fantasie einzusetzen. Und niemand hat behauptet, dass die Bilder auch zu der jeweiligen Handlung passen müssen … Je unsinniger, desto besser.


## Regression Part 2 – spielerische Rückschau

Die folgende Methode ist ebenfalls praxisbezogen. Nicht selten hat es mich zur Verzweiflung gebracht, wie oft ich von irgendeinem Platz aufgestanden bin, ohne mich umzudrehen. Mit oft ziemlich teuren Folgen …

### ▸▸ Fall 43: Rückschritte

Leon ist der König der »Liegenlasser«. Keiner in der Familie macht ihm seine Verlustquote nach: Trotz seiner erst zehn Jahre ist er bereits Spitzenreiter unter den vier Geschwistern im Verlieren von Rucksäcken, Handschuhen, Hauben, Sportsachen, Jausenpaketen … Seine Eltern verstehen seine besondere Wahrnehmung der Dinge erst allmählich, seit die Diagnose ADHS feststeht.

Nachdem ich den Eltern meine Idee vorgestellt habe, lässt sich Leons Vater sofort mit Begeisterung auf den rituellen Trainingsplan für seinen Sohn ein: Gemeinsam erfinden sie das Spiel »Sachen-Retter«.

In der Straßenbahn, in Warteräumen, sogar an Wochenenden beim Wandern ziehen sie das neue Ritual immer genau in dem Moment durch, in dem sie gerade einen Sitzplatz verlassen müssen. Von seinem Sohn unbemerkt platziert der Vater irgendeinen Gegenstand hinter seinem Rücken auf dem Sitzplatz. Während sie etwa in der Straßenbahn aufstehen und den ersten Schritt in Richtung Ausgang machen, kommt das Stichwort des Vaters: »Sachen retten«. Laut Spielregel darf sich Leon erst dann umdrehen und nachsehen. Jetzt hat der Bub nahezu gleichzeitig drei Aufgaben zu erfüllen: Erstens muss er sofort erkennen, welchen Gegenstand der Vater dort liegen gelassen hat, und ihn laut beim Namen nennen: »*Stirnband*«. Gutes Training für die Wahrnehmung. Zweitens muss er diesen Gegenstand natürlich blitzschnell holen. Zwei, maximal drei Schritte weit. Um das Spiel abzurunden darf Leon, sobald er den geretteten Gegenstand zurückgibt, auch noch eine Zahl sagen. Der Vater sagt ihm dann, wie nahe er dran war.

Der Vater beginnt nämlich immer, gleichzeitig mit seinem Stichwort, lautlos zu zählen. Manchmal zählt er sehr hastig, manchmal ganz langsam. Für Leon jedenfalls spannend: Wie weit mag Papa heute wohl mit seiner Zählung bereits gekommen sein? *War ich heute ein schneller Retter?*

## Mehrfach-Effekt

Drei Aspekte sind mit diesem Werkzeug gegen das ständige Liegenlassen verknüpft: erstens der spielerische Aspekt, zweitens der schon erwähnte Effekt des Rituals und drittens das Erfolgserlebnis bei jedem einzelnen erfolgreichen Rückblick. Denn es gibt für den Jungen jedes Mal etwas zu erobern, zu retten und Gutpunkte für die fast genau erratene Zahl gibt es auch noch.

> *Alle Dinge werden zu einer Quelle der Lust, wenn man sie liebt.*
> Thomas von Aquin

Ob sich aber all diese theoretischen Bestandteile zu bleibenden Trainingseffekten zusammengefügt haben?
Sehen wir uns das gleich nach Philipps Tipps an:

## ZAPPELPHILIPPS TOP-TIPPS

Statt mit uns zu schimpfen, wenn wir mal wieder etwas verloren haben, dürft ihr uns ab heute darin bestärken, gerade diesen Verlust als gute Gelegenheit für den Beginn eines spielerischen Trainings zu nutzen.

Doch so ein Training, vor allem das konsequente Durchhalten, schaffen wir nicht ohne eure Mithilfe.

Ihr müsst euch sicher sein, dass euch dieses Trainingsprogramm mit uns auch wirklich Spaß macht. Sonst lasst es bitte lieber sein!

*Bei Kindern braucht man ein Gläschen voll Weisheit,*
*ein Fass voll Klugheit und ein Meer voll Geduld.*
Franz von Sales

**Nachgefragt**
Zuweilen überlistet Leon seinen Vater, indem er selbst etwas liegen lässt und als Erstes das Stichwort sagt. Ätsch! Ausgetrickst! Das Schönste aber ist, dass das »rituelle Umdrehen« nach dem Verlassen des Platzes für Leon nun schon zur eigenen Routine geworden ist. Er dreht sich jetzt schon immer ganz automatisch um, wenn er einen Platz verlässt, ohne das Mitspielen seines Vaters.

# DIE KRAFT DER NATUR
## Zappelphilipp im Grünen

Die Betrachtungsweise, die ich mir hier erlaube,
hat wie die anderen Kapitel in diesem Abschnitt ebenfalls
therapeutischen Charakter bei ADHS-Symptomatik.
Philipp und ich sind davon überzeugt, dass wir Ihnen hier nichts
Neues erzählen, weil die Kenntnis über die heilsame und stärkende
Wirkung der Natur in jedem Menschen tief verwurzelt ist. Dennoch
spricht einiges dafür, sich in Verbindung mit ADHS intensiver, sogar
wissenschaftlicher mit dem Thema »Wald und Flur« zu befassen.

*Keywords*
**Kategorie:** verhaltenstherapeutischer Ansatz, Verständnis
**Verknüpfte Symptome:** innere Unruhe, Aufmerksamkeitsspanne, Impulskontrollstörung, Frustrationstoleranz
**Lösungspotenzial:** Zeit nehmen, Schwerpunkte nach draußen verlagern, Wertschätzung gegenüber der Natur erhöhen und einfach ausprobieren.
**Verknüpftes Entspannungspotenzial:** innere und äußere Ruhe, Erhöhung von Aufmerksamkeit und Konzentration.

## Beobachtungen

Ein Phänomen ist mir während meiner langjährigen sonderpädagogischen Gruppenarbeit mit verhaltensoriginellen Kindern aufgefallen: Kinder, bei denen ein starker Bezug zur Natur zu beobachten war, haben stets ausgeglichener und im Allgemeinen deutlich entspannter gewirkt. Dabei war es egal, welcher Art ihre Verhaltenskreativitäten waren. Also habe ich damit begonnen, auch mit hyperaktiven und konzentrationsschwachen Kindern vermehrt Aktivitäten in Wald und Flur zu unternehmen, um danach ihre Aufmerksamkeitsspanne und ihr Verhalten insgesamt zu beobachten. Die Ergebnisse meiner Tests waren eindeutig ...

### ▶▶ Fall 44: Springinsfeld

Martin, ein neunjähriger »Turbo-Junge« mit der Diagnose ADHS, bringt zwei massive Defizite mit, als er in unserem dreiwöchigen Turnus für lernschwache Kinder eintrifft: Erstens kann er sich auf keine Arbeiten konzentrieren, die länger als drei Minuten andauern.

Nachdem wir jedoch solche Kids mittlerweile standardmäßig im Programm haben, erscheint mir Martins zweite »Schwäche« viel eher problematisch zu sein: Er wohnt mitten in der Großstadt. Das ist an und für sich nichts Besonderes. Doch der kleine Bub ist dort immer, auch in seiner Freizeit und an den Wochenenden, weil seine Eltern kein Auto besitzen und auch sonst eher zu den Stubenhockern zu zählen scheinen.

Ich frage den blitzgescheiten Buben einmal, ob er weiß, wie eine Fichte aussieht, und er verneint, was mich wiederum nicht überrascht. *Da muss etwas geschehen,* denke ich bei mir.

Nach zwei eher unproduktiven Lernstunden mache ich mich also mit Martin und einer kleinen Gruppe anderer Buben auf den Weg hinaus in den Wald, der bis unmittelbar hinter unser Jugendgästehaus im niederösterreichischen Voralpenland reicht.

Als kleines Motivationsprogramm versuche ich zunächst den Blick der Kinder auf essbare Waldkräuter zu lenken und bin überrascht, wie interessiert alle sind. Nach fast drei Stunden kehren wir guter Dinge zurück. Zwei ganze Lernstunden stehen noch auf der Tagesordnung.

Nur vierzig Minuten nach Beginn der ersten Stunde scheine ich selbst »im Wald zu stehen«, mitten in unserem Lernzimmer: Martin ist als Zweiter seiner Gruppe mit allen Textaufgaben fertig! Noch am Vormittag war er weit abgeschlagen am hinteren Ende des Leistungsfeldes zu finden. Und so ist es erfreulicherweise jedes Mal: Vor dem täglichen »Sprung ins Feld« ist der Bub zappelig und total unkonzentriert. Nachher empfinden wir ihn alle als merklich entspannt und ausgeglichen und obendrein ist er dann auch ausgesprochen konzentrationsfähig.

> *Man muss sich ein bestimmtes Quantum Zeit gönnen,*
> *wo man nichts tut, damit einem etwas einfällt.*
> Mortimer J. Adler

## Von Beobachtungen und Versuchen

Sicher können Sie nachempfinden, wie neugierig mich Beobachtungen wie diese gemacht haben. Schließlich sehe ich es mittlerweile als meine Bestimmung an, Potenzial für Entspannung im Umgang mit Kindern zu finden und aufzugreifen, um es dann in meinen Büchern, Vorträgen oder Kolumnen weiterzugeben. Entspannungspotenzial ist überall gefragt, für Eltern ebenso wie für die betroffenen Kinder. Vergessen wir nicht, dass unsere Kinder später einmal Partner haben werden, die es daheim auch lieber entspannt haben.

Lange vor Beginn der Arbeiten zu meinem Buch habe ich damit begonnen, »verdächtige« Kinder in Gruppen, mit denen ich arbeite, aufmerksamer zu beobachten als zuvor. So ist es mir bei einer Vielzahl sehr zappeliger Kinder – besonders bei solchen mit bestehender Diagnose ADHS – aufgefallen, dass die meisten sich nach kurzem Aufenthalt im Freien viel entspannter gezeigt haben, ähnlich wie Martin. Diese Entspannung hat sich umso stärker gezeigt, je ausgedehnter meine Expeditionen ausgefallen sind: Müde, aber zufrieden, ist bei so manchem hyperaktivem Kind danach die Ruhe und vor allem die Fähigkeit zu einer deutlich verlängerten Aufmerksamkeitsspanne eingekehrt.
Stellen wir uns nun also zwei interessante Fragen zum Thema Natur und Entspannung:

*Trägt der Aufenthalt in der freien Natur dazu bei, dass ADHS-betroffene Kinder entspannter und die bekannten Symptome weniger werden?*
*Kann der Aufenthalt in Wald und Flur für unsere kleinen Zappelphilippe auch daheim nachhaltig therapeutisch wirksam sein?*

Ließe sich eine der Fragen mit Ja beantworten, was hält uns dann eigentlich noch zurück, eine eigene kleine Versuchsreihe mit Kind und Kegel zu starten? Damit ich aber niemandem einen Floh ins Ohr setze, der dann bei ADHS-Betroffenen vielleicht gar nicht richtig zubeißen kann, baue ich an dieser Stelle noch einen Sicherheitsfaktor für Sie ein:

### Selbstversuche
Seit Jahren erforsche ich ganz für mich allein den Einfluss von intensiven Naturerlebnissen auf meine ADHS-bezogene Symptomatik. Genau genommen bin ich so bereits zu einem Outdoor-Freak geworden. Warum? Nun, ich fühle mich einfach gut dabei! Jedes Mal, wenn ich mit Zelt oder Kanu unterwegs war, geht es mir wesentlich besser. Ich bin danach immer spürbar ruhiger und konzentrationsfähiger. Das Schöne daran ist, dass dieser Zustand tagelang nachwirkt, auch in Bezug auf mein schon

beschriebenes ziemlich teures Hobby, Dinge andauernd zu verlegen oder zu verlieren.

So schön diese kleinen, aber deutlichen Erfolge auch sind – für einen Perfektionisten wie mich reichen sie zur Veröffentlichung in einem Buch noch nicht aus, so zumindest habe ich bis vor Kurzem gedacht.

Nun aber hat sich das geändert, denn meine Vermutungen haben wissenschaftlich fundierte Nahrung erhalten.

Und insofern fällt es mir noch leichter, Ihnen meinen Ansatz vorzustellen, den ich für therapeutisch überaus wirksam halte.

## Feldversuche

Als hätte mein kleiner, dauernd aktiver Freund Philipp es vorbestellt, hat ein Forscherteam der Universität von Illinois in den USA vor einiger Zeit offenbar dieselbe Neugier wie ich für Naturbeobachtungen dieser Art entwickelt und eine offizielle Studie mit »Zappelphilipp im Grünen« betrieben.

Somit gibt es nun wenigstens eine wissenschaftliche Bestätigung für meine Beobachtungen.

Verantwortlich für diese Unterstützung meines Anliegens sind die Verhaltensforscherinnen Andrea Faber Taylor und Frances Kuo, die sich an der State University of Illinois schon längere Zeit mit dem Einfluss der unmittelbaren Umgebung auf ADHS-Symptome beschäftigen.

Die beiden haben für ihre Studie Kinder mit ADHS auf verschiedene Spaziergänge geschickt und sie danach jeweils einen Aufmerksamkeitstest absolvieren lassen. Dabei haben sie nicht nur unterschiedliche Umgebungen getestet wie beispielsweise Wald- oder Wohngebiete, sondern auch versucht, die Auswirkungen ihres Ausflugsprogramms mit denen einer üblichen medikamentösen Behandlung zu vergleichen. Das Ergebnis überrascht ebenso sehr, wie es Potenzial und Hoffnung für uns birgt: Je mehr Zappelphilipp und seine Freunde auf ihren Spaziergängen mit der Natur in Berührung gekommen sind, desto besser haben sie bei den folgenden Tests abgeschnitten. Noch erstaunlicher ist die Tatsache, dass die Spaziergänge, die Taylor und Kuo ihren kleinen Probanden verordnet haben, meist nicht länger als 20 Minuten waren.

Wir können also festhalten, dass schon ein ganz gewöhnlicher Spaziergang im Grünen die Konzentrationsfähigkeit von ADHS-betroffenen Kindern deutlich verbessert. Die beiden Wissenschaftlerinnen Taylor und

Kuo sind so weit gegangen zu vergleichen, wie entspannt die Kinder unter dem Einfluss von Medikamenten und nach den Spaziergängen waren. Überrascht hat dabei, dass die konzentrationsfördernde Wirkung von Ritalin und ähnlichen Mitteln um keinen Deut höher ausgefallen ist als die Auswirkung eines jeweils 20-minütigen Spazierganges im Wald.

Es spricht vielleicht nur wenig gegen eine passende Dosis Medikamente … Aber was spricht gegen eine ordentliche Dosis Natur?

### Therapie im Grünen oder die Kraft des Waldes

Passend zu diesen Ausführungen möchte ich hier ein Plädoyer für den perfekten »Naturtherapeuten« halten, jemand, der endlose Geduld mit uns quirligen, hektischen Menschen hat, und zwar immer, sofern wir in seiner Nähe leben und solange es ihn überhaupt noch gibt.
Der Name dieses Therapeuten ist: *Wald!*

Wir brauchen nun keine Studie darüber, ob speziell wir Hyperaktiven besonders positiv auf gute Waldluft reagieren – schließlich tun das alle anderen Menschen auch. Aber ich möchte die wunderbaren Kräfte anführen, die auf unsere größten Schwächen wie Konzentrationsmangel, Unruhe, Zerstreutheit und seelische Unausgeglichenheit einen positiven Einfluss haben.

> *Wir sind so gerne in der freien Natur,*
> *weil diese keine Meinung über uns hat.*
> Friedrich Nietzsche

### Was unser »Naturtherapeut« kann

**Luft**: Durch ein geschlossenes Waldgebiet ziehen ständig Spuren ätherischer Öle. Nicht umsonst verwenden Menschen solche Öle schon seit Jahrtausenden zur Entspannung. Hier hält die Natur diese Entspannungselixiere kostenlos und überaus wirksam für uns bereit.

**Reinheit**: Ein nicht zu unterschätzender Faktor ist, dass Bäume effizient Staub aus der Atemluft filtern. Die Staubkonzentration ist in einem naturbelassenen Wald nicht einmal halb so hoch wie zum Beispiel auf einem offenen Feld und beträgt oft nur ein Fünfzigstel der Belastung in einem Ballungsgebiet. Dass auch das Fehlen von belastenden Stoffen in der Luft erholsam und entspannend wirken kann, wird wohl an dieser Stelle niemand bezweifeln.

**Licht**: Das natürliche Lichtspektrum in Wald und Flur, vor allem wenn es durch ein dämpfendes Blätterdach dringt, wirkt ebenfalls zutiefst entspannend. Dazu kommt der ebenfalls wissenschaftlich erwiesene Aspekt, dass die Farbenvielfalt in waldreicher Umgebung die Kreativität inspiriert und fördert.
Dies ist besonders für Kinder mit ADHS unterstützend, deren kreatives Potenzial dadurch auf entspannende und natürliche Weise stimuliert wird.

**Geräusche**: Die sanfte Klangkulisse aus Vogelstimmen, Insekten und anderen Naturgeräuschen wirkt nachhaltig beruhigend. Es gibt dies zwar mittlerweile als künstliche Geräuschkulisse, doch der Ton aus der Konserve ist nichts gegen den natürlichen Klangeindruck.
Alle natürlichen Geräusche aus dem Wald lassen sich sowieso nicht künstlich herstellen oder reproduzieren, zum Beispiel **Summen**. Ich selbst habe dafür eine persönliche Vorliebe entwickelt, um mich zu beruhigen: Im Hochsommer unternehme ich ausgedehnte Waldspaziergänge dorthin, wo keine Geräusche von Straßenverkehr oder Stadtgetümmel mehr zu hören sind. Dann suche ich mir einen Platz und halte einfach inne. Probieren Sie das einmal selber oder lassen Sie es Ihr Kind versuchen. An schönen, warmen und windstillen Tagen hört man dann ein stetiges Summen, ein Konzert aus Millionen von schlagenden Insektenflügeln, ein exakt gleichbleibender Ton: die »Summe der Natur«, nenne ich es ehrfürchtig. Um diese Summe zu erleben, muss man genau hinhören. Sagen Sie Ihrem Kind, dass es einen Moment lang den Atem anhalten möge, um diese wundersame und entspannende Kulisse intensiv wahrnehmen zu können. Ich bin sicher: den dann eintretenden Effekt bekommt kein Medikament der Welt besser hin.
Die lärmfreie Umgebung im Wald lässt darüber hinaus unseren Blutdruck sinken und unterstützt auf natürliche Weise nachhaltig den Stressabbau. Ist es nicht genau das, was wir brauchen?

**Gefühle**: Dass das dichte Blätterdach eines Waldes ein Klima des Ausgleichs und damit auch seelische Ausgeglichenheit zu schaffen vermag, können Sie sich, liebe Leser, sicher vorstellen. Gerade sie zu unterstützen, sollte uns Anliegen und Hoffung zugleich sein.

*In den Wäldern sind Dinge, über die nachzudenken man*
*jahrelang im Moos liegen könnte.*
Franz Kafka

Kinder, insbesondere ADHS-betroffene, brauchen ein geschütztes Umfeld. Welcher Naturraum kann das besser bieten als der Wald? Dies ist bereits vor langer Zeit erkannt worden: Der Wald wird als geschützter Bereich wahrgenommen, Menschen fühlen sich dort einfach sicher.
Die Folge davon ist: Die Seele blüht auf! Nichts kann uns lieber sein...

In Anbetracht der Tatsache, welche ungeahnten Möglichkeiten der Entspannung der Aufenthalt in der freien Natur bietet, ist eigentlich verwunderlich, dass es nicht mehr Literatur zum Thema ADHS und dem therapeutischen Effekt der Natur gibt.

*Das Leben ist eine Art Waldspaziergang. Man muss nur ein bisschen auf*
*den Weg achten und kann bedenkenlos die Schönheit genießen.*
Unbekannte Quelle

Es ist nicht zu leugnen, dass Menschen die Natur brauchen, umso mehr, wenn sie in ihrem Alltag in den Betonschluchten und Wohnsilos der Großstädte eingesperrt sind. Erwiesenermaßen sind diese Menschen in einem höheren Maße mental, emotional und körperlich belastet als Menschen, die auf dem Land leben.
Da wir als bekannt voraussetzen können, dass Belastung gleich Spannung bedeutet, ist wohl eine weitere Beweisführung für meine kühne Behauptung bezüglich der therapeutische Wirkung der Natur nicht mehr notwendig.
Fragen wir auch wie gewohnt noch rasch Philipp, was er dazu meint.

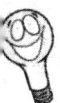

## ZAPPELPHILIPPS TOP-TIPPS

Ein 20-minütiger Spaziergang im Grünen kann uns wahrscheinlich genug Ruhe und Gelassenheit vermitteln, dass wir danach zumindest entspannt und vor allem alleine unsere Hausaufgaben ordentlich hinbekommen.

Probiert es einfach aus, liebe Eltern, wie der Aufenthalt in der Natur auf uns hyperaktive und ewig unaufmerksame Gesellen wirkt. Ihr riskiert damit ja nichts. Und außerdem könnt ihr selbst vom Aufenthalt im Freien – und wie wir gesehen haben vor allem im Wald – profitieren.

Unsere feinen Antennen spüren ihn noch, den Ruf der Natur, helft uns, ab jetzt diesem Ruf bewusst wieder mehr Folge zu leisten.

Für Eltern mit kleineren Kindern habe ich einen speziellen Tipp: Erzählt ihnen viele Gutenachtgeschichten, die mit der Natur und deren Wundern zu tun haben. Ganz toll ist es, vielleicht die Geschichte eines »Käfers mit Namen Sumsi« zu erzählen, um genau diesen lustigen Flattermann dann am nächsten Tag auf der Wiese oder im Wald zu besuchen. So erlebt ihr die Geschichten gemeinsam ein zweites Mal, beim zweiten Mal in echt, und es entsteht ein innerer und äußerer Bezug.

Fördert unsere Sensibilität für die Schönheit einer Blume, eines Baumes oder der uns umgebenden Geräusche des Waldes. Es fördert und verbessert automatisch auch unsere Selbstwahrnehmung. Glaubt mir: Für unser kindliches Gemüt ist es wesentlich wichtiger, die Gerüche eines Kiefernwaldes zu kennen als die Programmierschritte eines Handys oder einer Spielkonsole.

*Die Natur braucht sich nicht anzustrengen*
*bedeutend zu sein.*
*Sie ist es.*
Herrmann Hesse

# TEIL 5

## Zappelphilipps »Diagnostik« – Wie ihr unsere Zweifel ausräumen könnt

Ist das »Zappelphilipp-Syndrom« oder besser gesagt ADHS eine bloße Modediagnose? Zuweilen könnte man es glauben, so viele Kinder, die in der Schule mal eine Zeit lang zu gut drauf, oder im Gegenteil nicht so besonders gut drauf sind, gelten plötzlich als »hyperaktiv« oder gleich als »ADHS-krank«.

Eines steht jedenfalls fest:

# NICHT ÜBERALL, WO »ZAPPELPHILIPP« DRAUFSTEHT, IST AUCH ADHS DRIN

Nicht jedes hyperaktive, ungeduldige, aufbrausende oder zuweilen aufsässige Verhalten kann man unreflektiert mit ADHS erklären, so viel ist nach der Lektüre dieses Buches sicher hinlänglich klar geworden. Es gibt tatsächlich auch Störungen, unter deren Einfluss sich Betroffene ziemlich ähnlich verhalten wie Zappelphilipp. Da ist zum Beispiel das in der Kindheit »erlernte« oder, wie es im Fachjargon heißt, »sozialisierte« oppositionelle Trotzverhalten, kurz ODD. Auch die in der Psychodiagnostik bekannte bipolare Störung kann eine Abgrenzung zu ADHS erschweren. Und es gibt einiges mehr.

So herrscht verständliche Unsicherheit bei Eltern und berechtigterweise auch bei Kindern und Jugendlichen. Deshalb möchten Philipp und ich jetzt zur Abwechslung einmal Betroffenen, vor allem Kindern und Jugendlichen, die Möglichkeit geben, sich selbst einzuschätzen.

**Philipp:**

Hallo, Leute! Meine letzte Wortmeldung in diesem Buch, das ja schließlich zu meinen Ehren geschrieben worden ist, soll helfen, eure vielleicht vorhandenen eigenen Zweifel auszuräumen.

Schon mein einfacher 4-fach-Check kann etwas dazu beitragen. Wenn darüber hinaus auch eure Antworten auf dem nachfolgenden Fragebogen in Richtung ADHS weisen, dann könnt ihr immer noch sagen: *»Liebe Eltern, liebe Lehrer, ich glaube, ihr solltet euch mit mir und dem Thema ADHS doch ein wenig näher beschäftigen und ernsthaft versuchen, mir zu helfen.«*

Aber es kann sich auch das genaue Gegenteil herausstellen. Dann solltet ihr das allerdings auch klar sagen dürfen.

# DER »4-FACH-CHECK«

Für Kinder ab einem Alter von ca. 10 Jahren: Indem du die vier folgenden Punkte und dann den Fragebogen durchgehst, kannst du schon mal für dich allein feststellen, ob ADHS bei dir überhaupt in Frage kommt. Für Jüngere bietet sich hier die Möglichkeit zu einer gemeinsamen Frage- und Antwortstunde mit den Eltern.

**Check 1:** Einige der Empfindungen und Verhaltensbesonderheiten, über die wir in diesem Buch gesprochen haben, müssen bei dir **schon vor dem sechsten Lebensjahr** aufgetreten sein.

**Check 2:** Zappeligkeit, Zerstreutheit, Unruhe und anderes müssen bei dir schon **mindestens ein Schulsemester lang** oder länger durchgehend aufgetreten sein.

**Check 3:** Deine besonderen Symptome **müssen wirklich überall auftauchen**, nicht nur in der Schule oder wenn du gerade Stress hast, sondern auch daheim, im Urlaub, in deiner Freizeit – und auch in völliger Entspannung: Die innere Unruhe beispielsweise, die ein ADHS den betroffenen Kindern beschert, kann man nämlich nicht so einfach abstellen! Manchmal wird sie in der Zeit der Entspannung sogar noch schlimmer. Check 3 ist der Check, den die meisten Menschen, denen eine Schnelldiagnose über die Lippen kommt, wahrscheinlich übergangen haben. **ADHS ist kein bloßes Schulproblem,** sondern ist ein Lebensumstand, der den gesamten Alltag vereinnahmt.

**Check 4:** Was soll man über »dein ADHS« überhaupt viel reden oder es gar behandeln, wenn du **gar nicht wirklich darunter leidest**? Vielleicht wollen ja nur andere in deinem Umfeld darunter leiden, dass du so bist, wie du bist. Denn nicht alle Kinder und Jugendlichen, die sich zappelig und unaufmerksam fühlen, empfinden das auch tatsächlich als Belastung. Vielleicht bist du ja einer von ihnen.

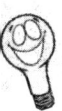

**ZAPPELPHILIPPS TOP-TIPPS**

Wenn in Wirklichkeit kein spürbarer Leidensdruck besteht und sich auch die gesamte Familie nicht von einem kleinen Zappelphilipp wie mir andauernd überlastet fühlt, dann macht doch bitte auch keine Krankheit daraus!

**Zappelphilipps persönlicher Fragebogen für Kinder und Jugendliche**

Wenn diese vier Checks schon auf *Ja* stehen, dann solltest du dich jetzt noch durch meinen Fragebogen arbeiten.

Der vollständige Fragebogen, den ich natürlich speziell für Kinder und Jugendliche zum selbst Ausfüllen entwickelt habe, ist im Original zwecks höherer Genauigkeit noch um einiges umfangreicher. Für deinen Check hier im Buch sollte jedoch auch der sorgfältig zusammengestellte Auszug aus den über 80 Fragen genügen. Schließlich sollst du dich ja auch keinesfalls langweilen. Den kompletten Fragebogen kannst du über www.kiddycoach.com anfordern.

*Bewältige eine Schwierigkeit und du hältst hundert von dir fern.*
Konfuzius

## Auszug aus »Zappelphilipps ADHS-Fragebogen«

© Verein KiddyCoach 2010

Bitte kreuze deutlich und in jeder Zeile nur EINMAL wie folgt an:

0 = Stimmt überhaupt nicht ; 1 = Stimmt ein bisschen; 2 = Stimmt ziemlich; 3 = Stimmt VOLL

### 1. Konzentrationsfähigkeit und Wahrnehmung

|  | 0 | 1 | 2 | 3 |
|---|---|---|---|---|
| Ich mache bei Schularbeiten sehr oft »Schlampigkeitsfehler« | O | O | O | X |
| Ich habe oft Schwierigkeiten, jemandem **aufmerksam zuzuhören**, wenn er mir etwas erzählt | O | O | O | X |
| Manchmal merke ich, dass ich **an etwas ganz anderes denke**, wenn gerade jemand mit mir spricht | O | O | X | X |
| In meinem Zimmer entsteht wie von selbst auch nach dem Aufräumen ganz schnell wieder **große Unordnung** | O | X | O | O |
| Manchmal **unterbreche** ich mich mitten in einer Arbeit und weiß nicht, wieso | O | O | X | O |
| Ich **verliere** oft ziemlich viele Sachen (Stifte, Socken, Schlüssel, Hefte …) | O | O | X | O |
| Manchmal verliere ich Sachen **gleich, nachdem** ich sie in die Hand bekommen habe | O | X | X | O |
| Während ich etwas schreibe, **schaue** ich ganz oft **woanders hin** | O | O | X | X |

### 2. Hyperaktivität und Impulsivität

|  | 0 | 1 | 2 | 3 |
|---|---|---|---|---|
| Ich werde bei vielen Beschäftigungen **schnell hektisch** | O | X | O | O |
| Das **Warten**, bis ich drankomme, fällt mir eigentlich überall ziemlich schwer | X | X | X | O |
| Ich **zapple** und **wippe** sehr oft mit den Beinen und merke, dass es sich **gut anfühlt** | O | X | X | O |

198

| Aussage | 0 | 1 | 2 | 3 |
|---|---|---|---|---|
| Ich fange oft Sachen an und mache sie dann **nicht wirklich fertig** | O | X | O | O |
| Ich möchte oft **ganz plötzlich aufstehen**, während alle anderen sitzen, oder tue es einfach | O | X | O | O |
| Ich bin **auch** hektisch und zappelig, wenn ich **nicht in der Schule** bin | O | X | O | O |
| Wenn ich ein Spiel begonnen habe, kann es sein, dass ich gleich auch ein **anderes anfange** | O | X | O | O |
| Meistens schiebe ich Arbeiten, die ich erfüllen soll, bis **zur letzten Minute** hinaus | O | X | O | O |
| Ich habe einen ziemlich starken Drang, **überall hinaufzuklettern** | O | ⊙ | O | X |
| Leute, die mich kennen, sagen oft, dass ich **sehr ungeduldig** bin | O | ⊙ | O | X |

## 3. Sozialverhalten

| Aussage | 0 | 1 | 2 | 3 |
|---|---|---|---|---|
| Ich werde **schnell** wütend | O | ⊙ | O | X |
| Ich gerate überhaupt ziemlich **oft in Streit** mit anderen | O | ⊙ | O | O |
| **Regeln mag ich gar nicht,** einhalten möchte ich sie noch viel weniger gern | O | O | ⊙ | X |
| Ich habe es gern, wenn ich andere mit Blödeln **zum Lachen bringen** kann | O | O | ⊙ | X |
| Meine Gefühle sind sehr **leicht zu verletzen** | O | O | ⊙ | X |
| Im Unterricht **platze** ich ziemlich oft zu früh **mit einer Antwort heraus,** damit ich die Frage nicht vergesse | O | ⊙ | O | O |
| Ich rede ziemlich gern **vor vielen anderen** Kindern | O | X | O | O |
| Wenn mich einer anrempelt oder beschimpft, **bekommt** er sofort **das Gleiche zurück** | O | O | ⊙ | O |
| Manche, die ich kenne, bezeichnen mich als **zerstreut** | O | O | X | O |

**So! Du hast es geschafft!**

**Testauswertung:**

**0 bis 15 Punkte:**

Es dürfte bei dir alles im normalen Bereich liegen

Wenn du das Gefühl hast, dass du dich dennoch oft anders fühlst oder einfach anders verhältst, dann können oft erzieherische Tipps für deine Eltern, wie sie zum Beispiel im Buch »*Entspannt erziehen*« oder anderen Ratgebern gesammelt sind, schon helfen.

**16 bis 40 Punkte:**

Bei dir ist es nicht eindeutig erkennbar, ob du nur ein quirliger, aufgeweckter Typ bist oder ob die ADHS-Symptomatik überwiegt. Deshalb empfehle ich dir zunächst eine Bearbeitung des vollständigen Fragebogens, erhältlich unter www.kiddycoach.com, danach eine Vorgehensweise wie zuvor oder nachstehend beschrieben.

**41 bis 81 Punkte:**

Solltest du 41 oder mehr Punkte gezählt haben, dann liegt der Verdacht auf ADHS bei dir ziemlich nahe. Doch Achtung: Wenn die hohen Punktezahlen bloß in einer oder vielleicht zwei Kategorien zusammenkommen, beispielsweise bei »Sozialverhalten«, muss noch immer nicht notwendigerweise ein ADHS vorliegen! Dann wäre vielleicht eher ein Verhaltenstraining in dieser speziellen Kategorie angebracht. Zur genauen Abklärung empfehle ich dir nicht nur, ebenfalls den erweiterten Fragebogen auszufüllen, sondern auch weitere Tests bei einem Facharzt.

# Die zehn häufigsten Fragen über Zappelphilipps Welt ...

### ... die mir in meiner Praxis gestellt werden

*Sind Sie eigentlich für oder gegen Ritalin und andere Medikamente?*
Ich bin Verhaltenstrainer und Pädagoge. Mein Hauptaugenmerk liegt auf der Analyse und der Modifikation des interaktiven Verhaltens. Dennoch stelle ich mich nicht gegen medikamentöse Unterstützung, weil sehr oft weder die eine, noch die andere Therapie für sich alleine wirkt. Überdies können Medikamente, wenn sie eine gewisse Zeitlang eingenommen werden, das Gehirn vor immer weiteren negativen Erlebnissen abschirmen. Sie erinnern sich an die breiten Autobahnen im Gehirn? Ritalin und andere Medikamente können beim Abbauen derselben helfen. Mit »Heilung« darf man die Wirkung von ADHS-spezifischen Psychopharmaka allerdings nicht verwechseln. Je frühzeitiger eine Diagnose gestellt wird, desto früher kann und sollte übrigens auch eine Behandlung oder Betreuung einsetzen.

*Wird mein Kind von den Medikamenten gegen sein ADHS abhängig?*
Dies ist eine weitverbreitete Sorge, die ich an dieser Stelle weitestgehend entkräften kann: Bei Kindern ist auch durch eine längerfristige Medikation mit Amphetaminen wie Ritalin, Concerta oder anderen noch keine körperliche Abhängigkeit beobachtet worden. Sobald das Medikament abgesetzt wird, was verantwortungsvolle Mediziner ohnehin mindestens alle zehn Monate für eine gewisse Zeitspanne empfehlen, sind eventuelle Nachwirkungen, sogenannte »Rebounds«, nach wenigen Tagen meistens verschwunden.

*Nimmt ADHS wirklich in den letzten Jahren dramatisch zu?*
Das lässt sich nicht bestätigen! Menschen mit ADHS hat es schon immer in vermutlich ähnlich hoher Prävalenz, d. h. ähnlichem Verteilungsgrad bezogen auf die Bevölkerungszahl, gegeben. Eher ist es so, dass die Menschen diesem kindlichen Symptom nun immer mehr Offenheit entgegenbringen und daher Erscheinungsbild und Verhalten viel eher mit ADHS in Verbindung bringen als früher. Dennoch darf man die heutzutage immer schneller wachsende Reizüberflutung nicht außer Acht lassen, die oft ganz leicht auch bei normalen Kindern so etwas wie »Input-

Sucht« und ein dementsprechendes Verhalten auslösen kann, ohne dass überhaupt ein ADHS vorliegt.

### Kann man ADHS bildhaft darstellen?

Nein! Wie in vielen Bereichen der Neuro-Wissenschaft hat man zwar hier schon in aufwendigen Untersuchungen spezifische Aktivitäten im Gehirn sichtbar machen können, aber ein Standardverfahren mittels bildgebender Diagnostik ist noch nicht verfügbar. Auch die Fachärzte sind derzeit noch auf Anamnesen, also Befragungen ihrer Patienten, und die international festgelegten Kriterien in Form von standardisierten Fragebögen zur ADHS-Symptomatik angewiesen. Eine absolut verlässliche Diagnose ist allerdings auch unter diesen Voraussetzungen aufgrund der verschiedenen Ausprägungsgrade von ADHS nicht gerade einfach zu bewerkstelligen.

### Hat ADHS eigentlich viel mehr positive Seiten?

Sagen wir es so: ADHS *kann,* wie ich im Laufe des Buches ausgeführt habe, für Betroffene ein *Geschenk* sein. Doch gilt es, die positiven Seiten und Potenziale auch zu erkennen und so früh wie möglich zu fördern.
Dennoch darf der *Leidensdruck,* der nicht nur für den Betroffenen herrscht, sondern auch für dessen Umgebung, niemals außer Acht gelassen werden.

### Kennen sich alle Mediziner mit ADHS aus?

Nein! Natürlich kann das niemand erwarten, weil Mediziner und auch Psychologen jeweils ihre Spezialgebiete haben. Aber mithilfe von ADHS-Selbsthilfegruppen können qualifizierte Fachleute rasch ausfindig gemacht werden. Der Austausch mit anderen Eltern im Kindergarten, im Hort oder in der Schule und natürlich mit ADHS-Selbsthilfegruppen ist in jedem Fall hilfreich (siehe z. B. www.adapt.at, in Deutschland: adhs-deutschland.de).

### Können die Symptome von ADHS durch Ernährung beeinflusst werden?

Nur bedingt. Natürlich bergen zum Beispiel stark zuckerhaltige Lebensmittel durch ihre rasch verfügbare Energie kurzfristig das Potential zu noch mehr Hyperaktivität, vor allem knapp vor dem Schlafengehen. Doch genauso wie für die lange diskutierte These, dass Nahrungsbestandteile wie Phosphate, Farbstoffe oder Milcheiweiß die ADHS-spezifischen Symptome verschärfen könnten, gibt es auch zum Thema Zucker bisher keine wissenschaftlich gültigen Nachweise. Das schließt jedoch nicht aus, dass eine entsprechende Diät in Einzelfällen zur Linderung der Symptome beitragen kann.

**Verursacht ADHS auch noch andere Störungen?**
Das wird leider oft beobachtet. Viele der jahrelang andauernden Symptome wie innere Unruhe, Nervosität und auch die veränderte Selbstwahrnehmung können natürlich Begleitsymptome verursachen, die normalerweise gar nichts mit ADHS zu tun haben. Im Fachjargon nennt man sie »comorbide Erkrankungen«. Diese können sowohl organischer Natur sein wie Magen-, Herz- und Darmbeschwerden, aber sich auch als zusätzliche mentale Defizite manifestieren wie Depressionen oder Ticks.

**Die Schrift meines Sohnes ist fast unleserlich: Hat das mit ADHS zu tun?**
Das ist durchaus möglich, hat aber außer mit der hektischen Unruhe sicher auch mit anderen Faktoren zu tun. Doch ich habe einen Tipp für Sie, dessen Anwendung schon vielen Kindern bei der Verbesserung ihres »zappeligen« Schriftbildes geholfen hat. Üben Sie gemeinsam mit Ihrem Kind spielerisch, *riesengroße Einzelbuchstaben* zu malen. Es ist nämlich quasi unmöglich, einen fast 30 cm großen Buchstaben schlampig zu malen, in dieser Größe werden Sie perfekt in Form und Proportion. Man braucht dazu allerdings immens viel Schmierpapier. Doch das ist die Sache sicher wert. Fordern Sie später Ihr Kind dazu auf, dieselben wunderschönen Buchstaben nach und nach immer mehr zu verkleinern. Sie werden erstaunt sein, wie *schön* Ihr Kind plötzlich schreiben kann.
Für Kinder mit ADHS scheint übrigens ein hoher therapeutischer Effekt in der Kalligrafie, also dem großformatigen Malen von Buchstaben, verborgen zu liegen. Das bewusst symmetrische und sorgfältige Malen von Schriftzeichen im Großformat ist förderlich für Konzentration, Aufmerksamkeitsspanne und innere Ausgeglichenheit.

**»Wächst« sich ADHS nach der Pubertät aus oder bleiben auch Erwachsene hyperaktiv?**
ADHS wächst sich zumeist keineswegs aus. Dennoch finden sich solche Aussagen noch immer in manchen Büchern zum Thema. Bei einem hohen Anteil der hyperaktiven Jugendlichen bestehen die Symptome auch im Erwachsenenalter weiterhin. Im Fachjargon wird das »Persistenz« ge-

nannt. Dabei geht man zwar derzeit bloß von einem Anteil von unter 40% aus, ich persönlich glaube aber, dass die Zahl viel höher liegt – vor allem, wenn man die im Buch beschriebene genetische Prädisposition mit in Betracht zieht: Defizite mit genetischer »Beteiligung« gehen nicht einfach verloren, nur weil man älter wird. Ich selbst mag als Beispiel hierfür dienen.

Der geringe kolportierte Prozentsatz für die Persistenz bei Erwachsenen ist meiner Ansicht nach darauf zurückzuführen, dass Menschen mit unspezifischen Problemen wie heftigen Energieschüben, Wahrnehmungs-, Schlaf-, Konzentrations- und Impulskontrollstörungen sowie unerklärbarer innerer Anspannung einfach *leben*, ohne dabei auch nur ansatzweise an ADHS zu denken. Außerdem können Erwachsene ihre Kindheitssymptome bewusst kaschieren und ihr Verhalten anpassen. So wird die Symptomatik oft zunehmend überdeckt, was sogar bei Betroffenen selbst Verunsicherung über ihr »ehemaliges« ADHS verursachen kann.

Vielleicht können sich nach der Lektüre von »*Warum zappelt Philipp?*« in dieser Hinsicht nun viele dieser Menschen mehr Klarheit verschaffen.

Philipp und mich würde es sehr freuen …

# DARUM ALSO ZAPPELT PHILIPP
## Resümee

Ich habe in diesem Buch sicherlich nicht alle Fakten und Erkenntnisse beschreiben können. Es gäbe und gibt noch viel mehr zum Thema auszuführen, doch hätte das den Rahmen dieses Buches gesprengt. ADHS ist schließlich ein komplexes Thema. Dennoch habe ich versucht, einen Bogen zu spannen, der uns nicht nur der Antwort auf die Frage, warum Philipp eigentlich zappelt, ein gutes Stück näher bringen, sondern vor allem einen positiveren Blickwinkel und mehr Leichtigkeit und Entspannung im Umgang mit dem Phänomen ADHS zulassen sollte.

Was einzelne erzieherische Aspekte betrifft, habe ich mir die Freiheit genommen, einiges an Vorwissen für *entspanntes Erziehen* vorauszusetzen. Es wäre überflüssig gewesen, diese grundsätzlichen Erkenntnisse aus meinen Büchern »*Entspannt erziehen*« und »*Entspannte Eltern, glückliche Kinder*« zu wiederholen. Vieles daraus ist sehr erfolgversprechend im Umgang mit ADHS-betroffenen Kindern anwendbar.

Weil ich in diesem Buch vor allem den außergewöhnlichen Perspektiven zum Thema ADHS viel Platz und Ausführlichkeit gewidmet habe, hat sich eines ganz automatisch ergeben: Platzmangel. Dem kann ich wohl nur mit einer Draufgabe zu »*Warum zappelt Philipp?*« begegnen. Doch das wird nicht nur von mir abhängen, sondern vor allem auch von Ihnen, liebe Leser!

*Wer für Erwachsene schreibt, schreibt für die Zeit,*
*wer für die Kinder schreibt, für die Ewigkeit.*
Hans Christian Andersen

# Danksagung

Erneut darf ich tiefen Respekt und ebensolchen Dank meinem lieben Freund und Lehrer-Kollegen **Werner Hanzal** sowie meiner treuen Mitarbeiterin im *Verein KiddyCoach*, **Dipl. LSB Susanne Erlmoser**, zollen, die sich wiederum in akribischer Kleinarbeit und höchster Bereitschaft auch zur gnadenlosen Kritik an meine Texte »herangewagt« haben. Für ihren fachlichen Input und ebenfalls für ihre Bemühungen um so manche »heikle Passage« danke ich **Renate Franz** von den NÖ Kinderfreunden, **Anne Tischlinger** und **Constanze Bruckner**, beide vom ADHS-Selbsthilfe-**Verein ADAPT** sowie diesmal auch wieder meinem jungen Freund und Mitarbeiter der »ersten Stunde«, **Sebastian Hazdra**. Für den medizinischen Beirat danke ich meinem lieben Freund, dem Kinder- und Jugendpsychiater **Dr. Dieter Zani**.

Ihr alle ward mir Stütze und Motivation zugleich.

> *Dankbarkeit ist das Gedächtnis des Herzens.*
> Jean-Baptiste Massillon